知乎
有问题 就会有答案

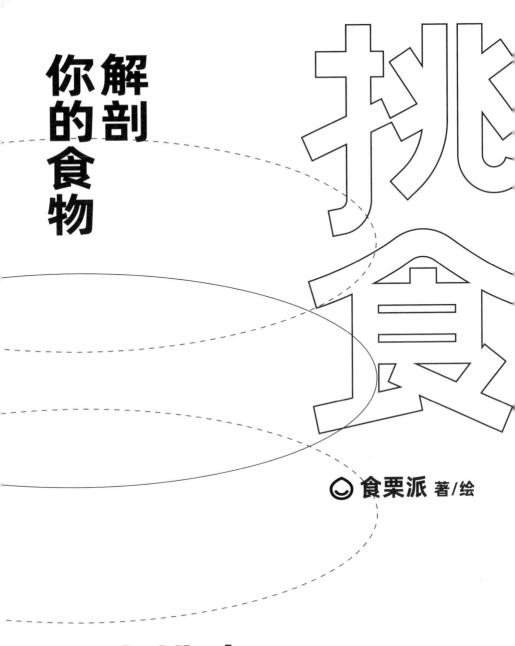

解剖
你的食物

挑食

◯ 食栗派 著/绘

一本挑出
好营养

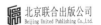
北京联合出版公司
Beijing United Publishing Co.,Ltd.

图书在版编目（CIP）数据

挑食：解剖你的食物，一本挑出好营养 / 食栗派著绘 . — 北京：北京联合出版公司，2022.1
ISBN 978-7-5596-5747-3

Ⅰ. ①挑… Ⅱ. ①食… ②吴… Ⅲ. ①食品营养 – 营养成分 – 通俗读物 Ⅳ. ① R151.3–49

中国版本图书馆 CIP 数据核字 (2021) 第 235180 号

挑食：解剖你的食物，一本挑出好营养

作　　者：食栗派
出 品 人：赵红仕
责任编辑：刘　恒
策　　划：知乎 BOOK
出版监制：张　娴　魏　丹
策划编辑：高赫瞳　贺　靓
营销编辑：张　丛
责任校对：章小可
封面设计：木　春
内文排版：李新泉

北京联合出版公司出版
（北京市西城区德外大街 83 号楼 9 层　100088）
北京联合天畅文化传播公司发行
北京尚唐印刷包装有限公司印刷　新华书店经销
字数 112 千字　880 毫米 × 1230 毫米　1/32　18.75 印张
2022 年 1 月第 1 版　2022 年 1 月第 1 次印刷
ISBN 978-7-5596-5747-3
定价：118.00 元

目 录

"你们是做'食疗'吗？"

3 年前，注册"食栗派"的微信公众号时，身边很多人这样问我们。

我们当然同意。很多健康问题是吃出来的，我们也曾用"美食也是良药"这句话作为栏目的宣传语，但"吃"并不能解决所有的问题。开公众号写饮食科普的一个重要原因，是受不了生活中充斥的关于饮食和健康的种种谬论，有些不实的广告信息，在被重复千遍之后似乎都成了常识。

其实，国内外很多权威机构都会免费向公众提供各种科普信息，各国政府每年也会投入很多在研究上，产出很多新的知识。但因为各种原因，很多人接触不到这些信息，或者换句话说，这些信息无法接触到大家，做不到像洗脑广告一样高效地影响大家。

注册"食栗派"的时候我们并没有奢望能改变多少人的认知和行为；只是觉得，劣币驱除良币，那些正确的常识如果不赶快分享出去，就会被垃圾信息淹没。

打理"食栗派"的这三年多时间里，我们明显感觉到营养变"热"了，这当然是值得庆祝的事情，但这种"热"也时时有走向极端的风险。"美食也是良药"这句话对有些人来说，不再是希望，而是魔咒，吃饭不是享受，甚至不再是一件自然的事情，而是一项需要精确计算、反复权衡的挑战。

每次有人来应聘，我们公司的同事"红烧肉"都会跟应聘者讲这样一句话：我们相信，吃到健康的食物和健康地吃，应该是理所当然的事情，希望我们的工作能让大家离这种"理所当然"的生活近一点。（末了总会跟上一句：就是那么个意思，我们还没找到特别好的表达方式。）

如何实现这种"理所当然"呢？第一步，是先让冷知识成为常识吧。常识多了，套路、噱头才会变少；常识多了，灵活性、包容度就高了，就不会压抑正常的欲望，死磕某个单一营养点了。

"解剖食物"系列是我们做的一个尝试，希望用这种图文并茂的形式跟大家一起重新认识食物，知己知彼，把美味和健康一起收获。

这本书一共收录了 202 种食物，包括蔬菜、水果、主食、坚果、禽畜水产等各种肉类，还有一些零食、调料等，基本涵盖了一般家庭餐桌上常见的食材。

对需要控制饮食的人，比如减肥人士、Ⅱ型糖尿病患者，我们用方便参照、容易理解的形式，对每一种食物的份量做了说明，以便帮大家了解自己该吃多少、吃了多少。

比如《中国居民膳食指南》推荐每周吃 50—70g 坚果，平均到每天是 10g。10g 的坚果长什么样？大约是 2 枚核桃，或 5 粒夏威夷果，或 10 粒花生米。

《膳食指南》推荐每天吃 200—350g 的水果，一粒樱桃大约 10g，一颗荔枝大约 20g，一个拳头大小苹果大约是 200g。

同时，我们还检索了国内外有关 GI 值（血糖生成指数）研究的文献，标明了一些食物的 GI 值，有不少是《中国食物成分库》还没有收录的。

对于想要给自己"补一补"的人，你不仅可以用这本书查到食物的关键营养成分信息，还可以了解哪些才是更好的选择。酸溜溜的百香果，真的是"维生素 C 之王"吗？芹菜、笋之类筋很多的蔬菜，纤维很丰富吗？想要补 DHA，鳕鱼是最安全同时高 DHA 的选择吗？

"感觉"和"广告"往往是靠不住的，用数据说话。

不过，并不是营养素数字越大、含量越高，这种食物就越是最佳选择，还需要考虑营养素的质量、实际摄入量。对于没有接触过营养学、对数字也不敏感的人来说，要看到这一层可能有一定难度。所以我们总结了每一种食物的亮点和需要注意的点，帮大家理理思路。

饮食忌口，是提问频率比较高的问题，根深蒂固的偏见、误区也很多，所以我们在写点评时，也对一些流传甚广的"谣言"做了回应。除了中文的营养学教科书、工具书，我们还参考了日本、美国等国家的公共卫生机构、专业学会，以及世界卫生组织等权威机构近几年发布的一些营养治疗指南、共识等资料。生病的时候，更要注意合理的营养摄入，胡乱忌口、随意大补，只会适得其反。

其实，"食补"，并不是一定要找些特别的、珍稀的食材，日常饮食中一些寻常的食物，也可以吃出健康。

不论你是想提高免疫力，还是希望孩子拥有大长腿，让自己看起来更显年轻，都离不开充足的营养供应，而这些都不是任何一种单一食物能够满足的。

食物提供我们的营养素，根据功能大致可以分为 3 类：提供能量的、构建和修复身体组织的、调节生理功能的。大致对应到食物，分别是富含淀粉的食物、富含蛋白质的食物，以及蔬菜和水果——这也是一顿合理的正餐应该包含的食物种类。

如果你想通过饮食改善自己的健康，可以先跟着我们来认识一下这 3 大类食物，你会在相关页面的右上角，看到一个"食物类别"的标签，"深色蔬菜"也有单独的标签。

你还可以通过随书附赠的《知食记》每日健康手账，来改善自己的饮食结构。午餐外卖蔬菜太少，晚餐提醒家人给你留一盘蔬菜；连着两天吃了红烧肉，今天换个虾吧。先看看，三餐是否包含了这 3 类食物？再看看，每种食物的量，吃得够不够？种类，是否丰富？

你也可以和孩子一起来"玩"这本书，跟孩子一起写或者画"饮食日记"，一起认识日常食物。我们给每一种食物都画了精美的插图，除了营养点评之外，也分享了一些跟营养无关的小知识。我们一直觉得，"食物"只是这些动物、植物等的一个身份，在此之前，它们首先是它们自己，有自己的故事，有丰富的个性，"营养"不是评价它们的唯一维度。饮食是可以真切地跟遥远的世界、跟任何文化接轨的一件事，透过它，可以切实地关心、认识、理解身边的一切事物。

希望大家都能开心地吃，健康地吃。

感谢"知乎"的小伙伴，让"解剖食物"系列有机会遇到更多的人。

感谢"食栗派"的每一位小伙伴、每一位合作的作者和营养师。感谢"小西瓜""红烧肉"非常细致地核对每一条数据，这个工作量相当惊人；感谢在美国纽约大学学习营养的"黑洞同学"，在实习期间对本书提供的帮助。感谢"食栗派"的读者们老母亲般的爱，感谢你们的鼓励和批评、收藏和转发。也要感谢我们的家人，没有他们的支持和包容，我们肯定无法坚持到现在。特别要感谢"腊肉老师"的家人，解答了我们关于各种杂豆品种的疑问。

最后，还要感谢我们的猫猫狗狗们。

使用说明

白馒头 *Steamed Bread*

G

A
谷物及其制品

- ◎ 发酵面食，营养价值比面条、烙饼等不发酵面食高
- ◎ 面包、馒头冷藏容易老化变硬，冷冻更佳
- ☑ 发酵后，维生素B族增加，植酸被分解，微量元素利用率提高
- ☑ 跟米饭比，同等淀粉含量，含更多蛋白质和维生素B，尤其是烟酸
- ❗ 避免单吃白面包、白馒头等精白面粉制品，建议搭配蔬菜和蛋白质类食物

B 100g（1个）

F GI（富强粉）	高	65-97
热量	12%	235kcal
蛋白质	12%	7.1g
碳水化合物	17%	50.9g
脂肪	2%	1.3g
维生素B$_1$	7%	0.1mg
维生素B$_2$	1%	0.02mg
烟酸	6%	0.8mg
钙	7%	58mg
钾	7%	146mg
钠	8%	165mg
镁	7%	20mg

C

D 235kcal/100g

E
- ● 水分 ○ 蛋白质
- ● 碳水 ○ 其他

C % 营养素参考值
数据源：中国食物成分表

- ◎ 冷知识、小技巧、辟个谣
- ☑ 营养上可圈可点之处
- ❗ 处理、食用这种食材时，需要留意的点

A 食物的种类

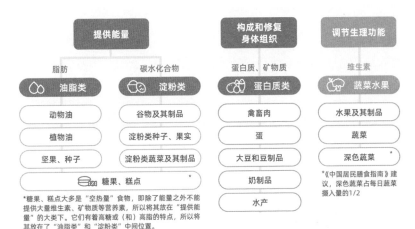

*糖果、糕点大多是"空热量"食物，即除了能量之外不能提供大量维生素、矿物质等营养素，所以将其放在"提供能量"的大类下。它们有着高糖或（和）高脂的特点，所以将其放在了"油脂类"和"淀粉类"中间位置。

*《中国居民膳食指南》建议，深色蔬菜占每日蔬菜摄入量的1/2

B 主要营养数据

数据为参考值，具体食物的营养成分，受品种、产地、季节、肥料/饲料、成熟度等多种因素影响。比如蔬菜的维生素C和胡萝卜素含量，明显受季节影响。如无特殊说明，份量均为可食部生重。

C 参考了包装食品上的营养标签

营养素参考值NRV%=每单位食品中所含能量和营养素占全天应摄入量的百分比。NRV是能量相当于2000kcal时的营养素参考值，这是一个简化的参考值，没有区分年龄、性别、体力劳动强度，具体情况要根据自身来调整。

D 100g可食部所含热量

本书中此处标示的重量，都是"可食部"，即去掉不吃的骨、内脏、果核果皮后，剩下的重量。如一只扇贝带壳200g，可食部100g。

E 怎样简单判断食物热量高低？

水分越大，热量越低；反之，干货越多，热量越高。干货差不多的情况下，脂肪含量越高，热量越高。

F 血糖生成指数 (Glycemic Index, GI)

衡量食物中的碳水化合物提升血糖的速度和能力的一个概念，主要用于指导糖尿病患者的合理饮食，对健康人也有参考意义。高GI（GI > 70）食物进入肠胃后，消化快，转化为葡萄糖的速度快，血糖迅速上升；低GI（GI < 55）食物消化慢，血糖升高慢。

G 颜色块说明

本书根据食物颜色排版，分为红、黄、橙、绿、灰、棕、紫七个部分。其中，灰色部分主要是一些白色、杏仁色等淡色食物。

火鸡 *Turkey*

禽畜肉

- ✓ 高蛋白，蛋白质含量比牛、羊、猪、鸡肉都高
- ✓ 脂肪含量低，胸脯肉的热量跟老豆腐差不多
- ✓ 胆固醇含量在禽类中最低
- ✓ 铁含量是鸡胸肉的 2 倍多，火鸡腿补铁赛牛肉
- ❗ 中高嘌呤食物，痛风患者适量吃、别贪嘴

114kcal/100g

○ 水分 ○ 蛋白质 ○ 其他

100g（去皮胸脯肉，1 整块 2—2.5kg）

热量	6%	*114kcal*
蛋白质	39%	*23.6g*
碳水化合物	1%	*1.5g*
脂肪	2%	*1.5g*
胆固醇		*57mg*
维生素 B$_{12}$	26%	*0.63µg*
烟酸	71%	*9.9mg*
泛酸	16%	*0.78mg*
胆碱	12%	*61.3mg*
磷	29%	*201mg*
镁	9%	*28mg*
锌	12%	*1.3mg*
硒	38%	*22.7µg*

% 营养素参考值
数据源：美国食物成分资料库 171098

鸡肝 *Chicken Liver*

禽畜肉

- ⬤ 鸡可以自己合成维生素 C，主要在肝和肾中
- ☑ 低脂高营养，维生素 A 含量非常高
- ☑ 维生素 B₂、烟酸、叶酸等 B 族维生素及铁含量最丰富的食物之一
- ❗ 大量摄入维生素 A 可能中毒，建议每次吃 25g 左右（半个）
- ❗ 胆固醇和嘌呤含量较高，是其他内脏 2 倍左右

50g（1个）		
嘌呤		312mg/100g
热量	3%	50kcal
蛋白质	16%	9.5g
脂肪	3%	1.6g
胆固醇		185mg
维生素 A	875%	7000μgRAE
维生素 E	3%	0.4mgα-TE
维生素 B₁	14%	0.2mg
维生素 B₂	64%	0.9mg
维生素 B₆	21%	0.3mg
维生素 B₁₂	925%	22.2μg
维生素 C	10%	10mg
烟酸	32%	4.5mg
叶酸	186%	650μg
泛酸	100%	5mg
生物素	387%	116μg
胆碱	19%	97mg
磷	21%	150mg
钾	8%	165mg
镁	3%	10mg
铁	30%	4.5mg
锌	15%	1.7mg

% 营养素参考值
数据源：日本食物成分资料库 11232

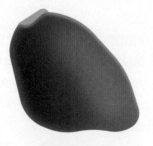

100kcal/100g

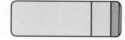

- ⬤ 水分　⬤ 蛋白质
- ⬤ 脂肪　⬤ 其他

鸡胸肉 *Chicken Breast*

禽畜肉

- ✓ 禽肉中鸡肉蛋白质含量较高，约占鸡肉重量的 20%
- ✓ 脂肪少，且饱和脂肪比例低，对心血管健康更友好
- ✓ 能提供一定的铁，但含量和吸收利用率比"红肉"略低些
- ❗ 中高嘌呤食物，高尿酸血症患者和痛风患者应节制
- ❗ 鸡肉内部也可能有细菌，一定要保证做熟，高温加热才能杀菌
- ❗ 买回的生肉不一定要洗，若要洗，最好在容器中浸泡洗，避免把细菌冲到别处

220g（1 块）		
嘌呤		*188mg/100g*
热量	13%	*260kcal*
蛋白质	90%	*54g*
碳水化合物	0%	*1.3g*
脂肪	7%	*4.2g*
– 饱和脂肪酸		*2.2g*
– 单不饱和脂肪酸		*1.5g*
– 多不饱和脂肪酸		*0.2g*
胆固醇		*143mg*
维生素 A	1%	*7µgRAE*
维生素 B$_1$	11%	*0.15mg*
维生素 B$_2$	9%	*0.13mg*
烟酸	186%	*26mg*
磷	53%	*374mg*
钾	37%	*733mg*
钠	5%	*99mg*
镁	21%	*62mg*
铁	15%	*2.2mg*
锌	5%	*0.6mg*

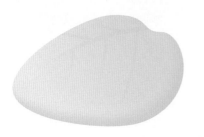

***118kcal**/100g*

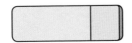

○ 水分　○ 蛋白质　● 脂肪

% 营养素参考值
数据源：中国食物成分库

鸡爪 *Chicken Feet*

禽畜肉

✓ 含有比较多的胶原蛋白，炖煮之后口感很好

❗ 脂肪含量较高，在鸡各部位中仅次于鸡皮

❗ 热量较高，3 个鸡爪的热量相当于一块猪大排

❗ 泡椒凤爪盐多，一次啃 3 个就够了

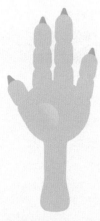

254kcal/100g

○ 水分　○ 碳水化合物
○ 蛋白质　● 脂肪

35g（1个）		
热量	4%	*89kcal*
蛋白质	14%	*8.4g*
碳水化合物	0%	*0.9g*
脂肪	10%	*5.7g*
－ 饱和脂肪酸		*1.3g*
－ 单不饱和脂肪酸		*2.9g*
－ 多不饱和脂肪酸		*1.2g*
胆固醇		*36mg*
维生素 A	2%	*13μgRAE*
维生素 B$_2$	4%	*0.05mg*
钙	2%	*13mg*
磷	4%	*27mg*
钾	2%	*38mg*
钠	3%	*59mg*
镁	1%	*2.5mg*
铁	3%	*0.5mg*
锌	3%	*0.3mg*

% 营养素参考值
数据源：中国食物成分库

鸡胗 *Chicken Gizzard*

禽畜肉

⦿ 鸡的胃，一块经常"锻炼"的"好肉"，口感坚韧有嚼劲

☑ 内脏中的低脂高蛋白，脂肪只有鸡心的 1/10，和鸡胸肉差不多

☑ 维生素 B_2、铁、锌的含量是鸡胸肉的 2 倍多

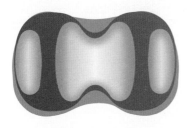

86kcal/100g

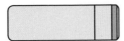

○ 水分　○ 蛋白质
● 脂肪　○ 其他

25g（1个）		
嘌呤		*143mg/100g*
热量	1%	*22kcal*
蛋白质	8%	*4.6g*
脂肪	1%	*0.5g*
胆固醇		*50mg*
维生素 A	0%	*1μgRAE*
维生素 B_2	5%	*0.07mg*
维生素 B_{12}	17%	*0.4μg*
烟酸	12%	*1.7mg*
磷	5%	*35mg*
钾	3%	*58mg*
镁	1%	*3.5mg*
铁	4%	*0.6mg*
锌	6%	*0.7mg*

% 营养素参考值
数据源：日本食物成分资料库 11233

鲣鱼 *Skipjack Tuna*

水产

- ⚫ 是一种金枪鱼，金枪鱼罐头配料里的老大，价钱比长鳍金枪鱼便宜
- ⚫ 水浸金枪鱼罐头口味相对清淡，适合做沙拉、三明治
- ⚫ 油浸金枪鱼罐头香气更足，适合做比萨馅料、意面食材等，热量更高
- ☑ 体形小、汞含量较低的海鱼，孕妇可以正常食用，不需太担心
- ☑ 三文鱼的平价替代品：高蛋白，低饱和脂肪，DHA+EPA 含量也不少
- ❗ 金枪鱼罐头可能有很多盐，尽量选钠少的，食用时不加或少加其他咸味调料

150kcal/100g

○ 水分　○ 蛋白质
● 脂肪　○ 其他

80g（1 份鲣鱼刺身）		
嘌呤		211mg/100g
热量	6%	120kcal
蛋白质	33%	20g
脂肪	8%	5g
– DHA		770mg
– EPA		320mg
维生素 A	3%	20μgRAE
维生素 D	90%	9μg
维生素 B6	43%	0.6mg
维生素 B12	288%	6.9μg
烟酸	129%	18mg
泛酸	10%	0.5mg
生物素	15%	4.6μg
磷	30%	208mg
钾	15%	304mg
铁	10%	1.5mg
锌	6%	0.7mg
碘	17%	20μg
硒	133%	80μg

% 营养素参考值
数据源：日本食物成分资料库 10087

金枪鱼 *Tuna*

- 肌肉中富含肌红素，使肉色呈现深红色
- 一般用来做罐头的长鳍金枪鱼，鱼肉肌红素少，呈淡粉色
- 营养组成和其他海鱼类似，鱼腹等多脂部位 DHA、EPA 含量丰富
- ❗ 汞含量较高的海鱼，尤其是体形大的品种，备孕女性及孕妇建议少吃或不吃
- ❗ 美国 FDA 建议孕妇每周吃金枪鱼（长鳍、黄鳍）不超过 4 盎司，避免吃大眼金枪鱼
- ❗ 不必迷信"野生"。野生金枪鱼面临各种生存危机，不该让它因我们而消失

80g（1 份刺身，南方黑鲔）		
嘌呤		157mg/100g
热量	4%	70kcal
蛋白质	28%	17g
脂肪	1%	0.3g
– DHA		64mg
– EPA		10mg
维生素 A	1%	5µgRAE
维生素 D	32%	3.2µg
维生素 E	6%	0.8mgα-TE
维生素 B_6	57%	0.8mg
维生素 B_{12}	75%	1.8µg
烟酸	86%	12mg
泛酸	4%	0.2mg
生物素	6%	1.8µg
磷	27%	192mg
钾	16%	320mg
铁	9%	1.4mg
锌	3%	0.3mg
碘	3%	4µg
硒	97%	58µg

% 营养素参考值
数据源：日本食物成分资料库 10256

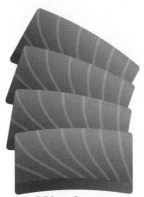

88kcal/100g

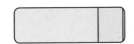

○ 水分 ○ 蛋白质 ○ 其他

牛内脏部位图 *Beef Offal*

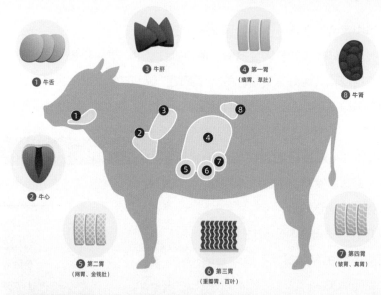

① 牛舌
③ 牛肝
④ 第一胃（瘤胃、草肚）
⑧ 牛肾
② 牛心
⑤ 第二胃（网胃、金钱肚）
⑥ 第三胃（重瓣胃、百叶）
⑦ 第四胃（皱胃、真胃）

部位 每100g含量	热量	蛋白质	脂肪	铁	维生素A	维生素B12	胆固醇
① 牛舌 *Beef Tongue*	318 kcal	13.3 g	31.8 g	2.0 mg	3 μg	3.8 μg	97 mg
② 牛心 *Beef Heart*	128 kcal	16.5 g	7.6 g	3.3 mg	9 μg	12.1 μg	110 mg
③ 牛肝 *Beef Liver*	119 kcal	19.6 g	3.7 g	4.0 mg	1100 μg	52.8 μg	240 mg
④ 第一胃（煮）*Mountain Chain Tripe*	118 kcal	16.7 g	6.4 g	4.5 mg	4 μg	22.1 μg	310 mg
⑤ 第二胃（煮）*Honeycomb Tripe*	166 kcal	24.5 g	8.4 g	0.7 mg	1 μg	2.0 μg	240 mg
⑥ 第三胃（煮）*Book Tripe*	186 kcal	12.4 g	15.7 g	0.6 mg	3 μg	2.0 μg	130 mg
⑦ 第四胃（煮）*Abomasum*	57 kcal	11.7 g	1.3 g	6.8 mg	4 μg	4.6 μg	120 mg
⑧ 牛肾 *Beef Kidney*	308 kcal	11.1 g	30.0 g	1.8 mg	5 μg	3.6 μg	190 mg

牛肉部位图 *Beef Regular Cuts*

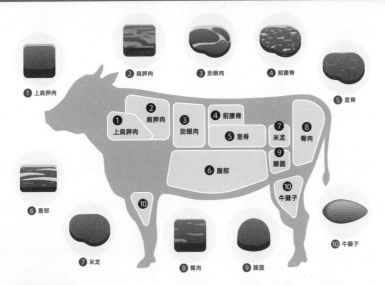

① **上肩胛肉** *Shoulder Clod*	前腿上方，运动量较大，肌肉发达，筋多；板腱(匙柄/牡蛎肉)、嫩肩（辣椒条）就出自这块儿。
② **肩胛肉** *Chuck Roll*	肋骨前面的位置，肉质厚实柔嫩；上脑(匙皮)就出自这块儿。
③ **肋眼肉** *Rib Eye Roll*	吊龙伴和眼肉/肋眼牛排就出自这块儿，台湾地区称为"沙朗牛排"。
④ **前腰脊** *Strip Loin*	肋眼后面的肉，不容易运动到，肌肉少；吊龙肉、西冷牛排（或沙朗、纽约客)就出自这块儿。
⑤ **里脊** *Tender Loin*	腰里脊肉最粗壮的部位切成厚片油煎，就是以法国小说家命名的"夏布多里昂牛排"。
⑥ **腹部** *Short Plate*	牛腩、牛五花就出自这片。
⑦ **米龙** *Silverside*	其他名字包括黄瓜条、焓扒。靠近腿内侧，比较瘦，适合炖、做牛肉干。
⑧ **臀肉** *Top Round*	又名针扒、砧扒。上部的臀肉，运动多，肌肉发达。
⑨ **膝圆** *Knuckle*	后腿内侧一个球状的肉块，又名"和尚头"、牛霖。纤维细、口感柔嫩的瘦肉。
⑩ **牛腱子** *Shank*	"台湾牛肉面"用的就是牛腱子肉。分两部分，金钱腱（牛腱芯）是从整腱中拆出来的、带花纹的腱子肉。中间有筋，所以炖出来后花纹较多，口感也丰富。

牛肉（肩胛肉）*Beef Chuck Roll*

禽畜肉

- 大概就是"揉揉肩"的位置
- 适合烤、涮，一部分可以做牛排，上脑牛排被称为"平价眼肉"牛排
- 瘦肉间有细细的脂肪，也就是被称为"雪花""霜降"的油花
- 含较多脂肪及饱和脂肪，高脂血症、痛风患者应节制

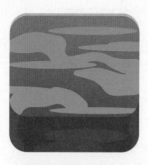

221kcal/100g

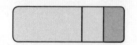

○ 水分　○ 蛋白质　● 脂肪

150g（1块牛排）		
嘌呤		90mg/100g
热量	17%	332kcal
蛋白质	45%	27g
脂肪	43%	26g
− 饱和脂肪酸		11.3g
− 单不饱和脂肪酸		10.5g
− 多不饱和脂肪酸		0.7g
胆固醇		104mg
维生素 B$_1$	7%	0.1mg
维生素 B$_2$	21%	0.3mg
烟酸	81%	11.3mg
磷	32%	225mg
钾	23%	450mg
铁	12%	1.8mg
锌	79%	8.7mg

% 营养素参考值
数据源：日本食物成分资料库 11064

牛肉（肋眼肉）*Rib Eye Roll*

禽畜肉

- 牛肩膀和腰之间的肉，运动少，所以纤维细、肉质嫩
- 拥有被称为"霜降"的细密油花，脂肪含量较高
- 主要烹饪方式有牛排、涮锅、烤肉

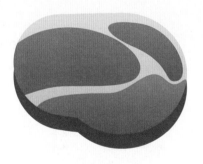

212kcal/100g

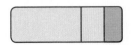

○ 水分 ○ 蛋白质 ● 脂肪

150g（1块）		
嘌呤		*74mg/100g*
热量	16%	*318kcal*
蛋白质	50%	*30g*
脂肪	38%	*23g*
胆固醇		*99mg*
维生素 B_1	9%	*0.12mg*
维生素 B_2	17%	*0.24mg*
烟酸	98%	*13.65mg*
磷	36%	*255mg*
钾	25%	*495mg*
铁	22%	*3.3mg*
锌	64%	*7mg*

% 营养素参考值
数据源：日本食物成分资料库 11067

牛肉（前腰脊）*Strip Loin*

禽畜肉

- 西冷牛排就出自这个部位
- 标志性的油边和肉筋下，是肥瘦相间的红肉，有嚼劲又有油花
- 不适合宝宝或者牙口不好的人，牙口好又喜欢牛脂香的朋友可以考虑
- 三大经典牛排中，西冷牛排的脂肪含量是最高的
- ！ 建议每天饱和脂肪摄入量不超过总摄入能量的 10%，运动少的小个子女生，一块西冷就吃到了

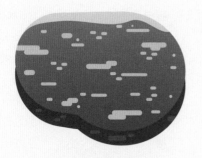

273kcal/100g

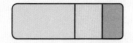

○ 水分 ○ 蛋白质 ● 脂肪

150g（1 块牛排）		
嘌呤（牛肉平均值）		*105mg/100g*
热量	21%	*410kcal*
蛋白质	43%	*26g*
脂肪	60%	*36g*
– 饱和脂肪酸		*16g*
– 单不饱和脂肪酸		*14g*
– 多不饱和脂肪酸		*0.6g*
胆固醇		*89mg*
维生素 B$_1$	6%	*0.08mg*
维生素 B$_2$	13%	*0.18mg*
烟酸	90%	*12.6mg*
磷	32%	*225mg*
钾	22%	*435mg*
铁	14%	*2.1mg*
锌	45%	*5mg*

% 营养素参考值
数据源：日本食物成分资料库 11071

牛肉（上肩胛）*Shoulder Clod*

禽畜肉

- 运动量大，肌肉发达，筋也比较多
- 整体纤维粗、肉质硬，适合炖煮、做牛肉干
- 适合关注健康的人，同样有比较多的瘦肉，但价钱比里脊便宜不少

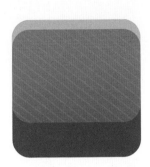

160kcal/100g

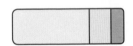

○ 水分　○ 蛋白质　● 脂肪

20g（麻将牌大小1块）		
嘌呤（板腱）		104mg/100g
热量	2%	32kcal
蛋白质	6%	3.8g
脂肪	3%	2g
– 饱和脂肪酸		0.9g
– 单不饱和脂肪酸		0.9g
– 多不饱和脂肪酸		0.06g
胆固醇		12mg
维生素 B_1	1%	0.02mg
维生素 B_2	3%	0.04mg
烟酸	9%	1.2mg
磷	5%	34mg
钾	3%	64mg
铁	1%	0.2mg
锌	9%	1mg

% 营养素参考值
数据源：日本食物成分资料库 11060

牛肉（臀肉）*Top Round*

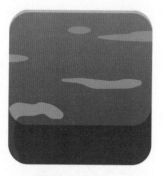 适合切块炖煮、切丝热炒、做牛肉干

✅ 牛活动量大的部位，肌肉多，脂肪少，肉质精瘦

133kcal/100g

约3cm×8cm，厚5mm

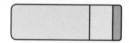

○ 水分　○ 蛋白质　● 脂肪

20g（麻将牌大小1块）		
嘌呤		111mg/100g
热量	1%	27kcal
蛋白质	7%	4g
脂肪	2%	1.3g
－ 饱和脂肪酸		0.5g
－ 单不饱和脂肪酸		0.5g
－ 多不饱和脂肪酸		0.1g
胆固醇		12mg
维生素 B$_1$	1%	0.02mg
维生素 B$_2$	3%	0.04mg
烟酸	13%	1.8mg
磷	5%	34mg
钾	3%	64mg
铁	3%	0.5mg
锌	7%	0.8mg

% 营养素参考值
数据源：日本食物成分资料库 11076

牛肉（胸腹肉） *Short Plate*

禽畜肉

◎ 牛肉各部位中，脂肪含量最高

◎ 适合做火锅肥牛、韩国烤肉，也可以在日式牛肉饭中吃到它

! 吃炭火烤肉时，有助于减少致癌物的几个操作：

① 把炭火移到边上，在中间烤，避免油脂滴落在炭火上，产生油烟

② 烤的时候经常翻一翻，避免烤焦

③ 勤换烤盘

25g（1片）		
嘌呤（牛肉平均值）		*105mg/100g*
热量	4.3%	*85kcal*
蛋白质	6%	*3.6g*
脂肪	13.7%	*8.2g*
- 饱和脂肪酸		*3.2g*
- 单不饱和脂肪酸		*4g*
- 多不饱和脂肪酸		*0.1g*
胆固醇		*17mg*
维生素 B₁	0.7%	*0.01mg*
维生素 B₂	2.1%	*0.03mg*
烟酸	11.4%	*1.6mg*
磷	4.7%	*33mg*
钾	2.9%	*58mg*
铁	2.7%	*0.4mg*
锌	7.3%	*0.8mg*

% 营养素参考值
数据源：日本食物成分资料库 11074

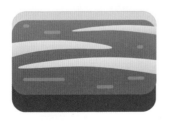

338kcal/100g

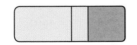

○ 水分　○ 蛋白质　● 脂肪

牛肉（腰里脊）*Beef Tendrlion*

禽畜肉

- 最嫩的部位，产出里脊、菲力牛排的地方
- 牛排流出来的红色汁水不是血，是肌肉里的一种蛋白质——肌红蛋白
- 猪、牛、羊肉中，牛肉蛋白质含量最高，在 20% 以上
- 牛肉的铁含量是猪肉的 2 倍，尤其是里脊等瘦肉部位
- 孕妇吃点不错，孕期对蛋白质、能量、铁以及 B 族维生素的需求都会增加
- 瘦肉多、脂肪少，适合关注健康的人，不过日本和牛的菲力油花也很丰富
- ! 加热过度会使肉质变干变硬

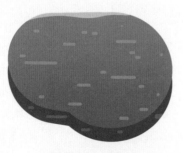

123kcal/100g

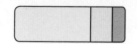

○ 水分　○ 蛋白质　● 脂肪

150g（1 块牛排）		
嘌呤		98mg/100g
热量	9%	185kcal
蛋白质	52%	31g
脂肪	12%	7g
– 饱和脂肪酸		3g
– 单不饱和脂肪酸		2.7g
– 多不饱和脂肪酸		0.3g
胆固醇		93mg
维生素 B_1	11%	0.15mg
维生素 B_2	29%	0.4mg
烟酸	87%	12.2mg
磷	39%	270mg
钾	28%	555mg
铁	28%	4.2mg
锌	38%	4.2mg

% 营养素参考值
数据源：日本食物成分资料库 11085

鸭肉 *Duck*

禽畜肉

- ✓ 铁含量比鸡肉高不少，所以肉色也比鸡肉深不少
- ✓ 属于"白肉"，有比较多的优质蛋白，饱和脂肪比例低
- ◉ 鸡、鸭等禽肉的脂肪绝大部分在皮中，怕胖一族、饮食怕油腻的人建议去皮吃
- ❗ 烤鸭皮上有很多不利于人体健康的糖化终末产物（AGEs）

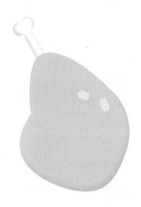

282kcal/100g

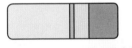

- ○ 水分　○ 碳水化合物
- ○ 蛋白质　○ 脂肪

160g（1个鸭腿，带皮）		
嘌呤（烧鸭，熟）		88mg/100g
热量	23%	451kcal
蛋白质	38%	23g
碳水化合物	2%	5g
脂肪	65%	39g
– 饱和脂肪酸		12g
胆固醇		122mg
维生素 A	6%	48μgRAE
维生素 B_1	21%	0.3mg
维生素 B_2	29%	0.4mg
维生素 B_6	29%	0.4mg
维生素 B_{12}	58%	1.4μg
烟酸	32%	4.5mg
叶酸	3%	12μg
钙	1%	10mg
磷	34%	237mg
钾	19%	389mg
钠	4%	77mg
镁	9%	26mg
铁	27%	4mg
锌	45%	5mg

% 营养素参考值
数据源：中国台湾地区食品成分资料库

羊肉 *Lamp*

禽畜肉

- 三种肉的肌肉中，羊肉的肉碱含量远高于猪肉和牛肉
- 作为"脂肪酸搬运工"的肉碱，能促进脂肪代谢和产热
- 和猪、牛肉一样，富含优质蛋白，也是铁、锌、维生素 B_{12} 的优秀来源
- 羊肉和羊肉汤脂肪含量都不低，饱和脂肪的比例高于猪肉和牛肉
- 摄入过多饱和脂肪，可能诱发长痘之类的炎症反应
- 虽然不常见，但确实有人对猪、牛、羊肉过敏

80g（1 根羊小排）		
嘌呤		109mg/100g
热量	10%	208kcal
蛋白质	25%	15g
脂肪	27%	16g
－ 饱和脂肪酸		9g
－ 单不饱和脂肪酸		6.5g
－ 多不饱和脂肪酸		0.7g
维生素 A	1%	10μgRAE
维生素 B_1	6%	0.08mg
维生素 B_2	7%	0.1mg
维生素 B_6	14%	0.2mg
维生素 B_{12}	63%	1.5μg
烟酸	18%	2.5mg
磷	15%	107mg
钾	10%	208mg
铁	8%	1.2mg
锌	27%	3mg

260kcal/100g

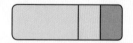

○ 水分　○ 蛋白质　● 脂肪

% 营养素参考值
数据源：中国台湾地区食品成分资料库

鱿鱼 *Squid*

水产

- 又名枪乌贼、柔鱼、锁管、小卷，有 10 只"脚"
- 碘含量在海产品中属于最少的梯队
- 低脂高蛋白，必需氨基酸含量与鸡蛋蛋白相当
- 鱿鱼中较多的牛磺酸、n-3 脂肪酸有一定的降血脂作用
- 胆固醇含量较高，血脂异常、高胆固醇的人要节制，尤其是烧烤、油炸等做法
- 嘌呤含量较高，高尿酸、痛风患者要注意
- 鱿鱼丝等零食往往会添加大量糖、盐，食用要适量

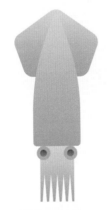

76kcal/100g

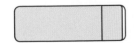

○ 水分　○ 蛋白质　○ 其他

100g（1 只日本鱿鱼，躯干约 100g）

嘌呤		*187mg/100g*
热量	4%	*76kcal*
蛋白质	30%	*18g*
碳水化合物	0%	*0.1g*
脂肪	1%	*0.8g*
– DHA		*130mg*
– EPA		*43mg*
胆固醇		*250mg*
维生素 E	15%	*21mgα-TE*
维生素 B$_{12}$	204%	*4.9μg*
烟酸	46%	*6.5mg*
泛酸	7%	*0.34mg*
磷	36%	*250mg*
钾	15%	*300mg*
钠	11%	*210mg*
镁	15%	*46mg*
锌	14%	*1.5mg*
碘	6%	*7μg*
铜	38%	*0.3mg*

% 营养素参考值
数据源：日本食物成分资料库 10345

猪肉部位图 *Pork Regular Cuts*

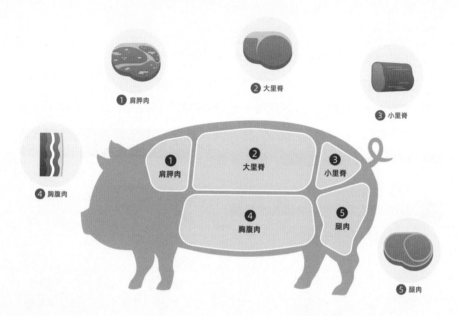

① **肩胛肉** *Boston Butt*	"梅花肉"的位置，脂肪如粗网般分布在瘦肉间，形似梅花。
② **大里脊** *Loin*	纤维细腻，脂肪适度。跟牛肋眼肉一样有一层"筋膜"。先用剪刀把筋剪断再烹饪，避免加热后卷起来影响造型。
③ **小里脊** *Tenderloin*	一头猪身上有两条，左右各一，猪身上最嫩的肉。
④ **胸腹肉** *Belly*	即猪五花，出"五花肉"的位置，带骨的胸腹肉，就是肋排/排骨。
⑤ **腿肉** *Ham*	和里脊很像，脂肪少，瘦肉多，但味道清淡。

猪肠 *Pork Large Intestine*

禽畜肉

- 又名"肥肠"，是脂肪含量最高的内脏
- 风味独特，但营养不算丰富，想要补铁补维生素 B，不如吃猪里脊
- 光滑的那面是接触便便的面，翻过来才能洗干净
- ! 高热量，高饱和脂肪，高脂血症和需要控制体重的人不宜多吃
- ! 含较多嘌呤，痛风的人最好不要吃

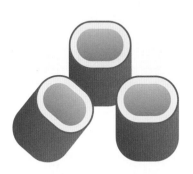

198kcal/100g

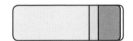

- ○ 水分　○ 蛋白质
- ● 脂肪　○ 其他

100g（煮熟后 35—50g）		
嘌呤（熟）		*296mg/100g*
热量	10%	*198kcal*
蛋白质	11%	*6.7g*
脂肪	32%	*18.9g*
– 饱和脂肪酸		*9.9g*
– 单不饱和脂肪酸		*6.7g*
– 多不饱和脂肪酸		*2.2g*
胆固醇		*125mg*
维生素 B$_1$	1%	*0.02mg*
维生素 B$_2$	4%	*0.05mg*
磷	8%	*57mg*
钠	2%	*45mg*
镁	3%	*9mg*
铁	11%	*1.7mg*
锌	9%	*1mg*

% 营养素参考值
数据源：中国台湾地区食品成分资料库

猪肝 *Pork Liver*

禽畜肉

- 膳食指南建议一般成年人每月吃 2—3 次内脏或动物血，每次 25g
- 备孕期、孕期建议 1—2 次 / 周动物血或肝脏
- 哺乳期每周 1—2 次猪肝（总量 85g）或鸡肝（总量 40g）
- ☑ 营养密度极高，维生素 A、维生素 B₂、维生素 B₁₂ 及铁含量最丰富的食物之一
- ☑ 优质蛋白来源，蛋白质含量高达 20%，脂肪不算多，远低于鸡爪、猪小排
- ❗ 高嘌呤食物，痛风患者最好不要吃
- ❗ 缺维生素 A 会出现干眼、夜盲症等症状，"猪肝明目"有一定道理，但治近视不靠谱
- ❗ 别经常、大量吃，维生素 A 摄入过量可造成急性或慢性中毒
- ❗ 最好同时确认下孕期及哺乳期补充剂的维生素 A 含量

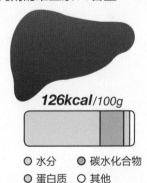

126kcal/100g

- ○ 水分
- ○ 碳水化合物
- ○ 蛋白质
- ○ 其他

25g（2—3 片）		
嘌呤		285mg/100g
热量	2%	31kcal
蛋白质	8%	5g
脂肪	2%	1.2g
– 饱和脂肪酸		0.5g
– 单不饱和脂肪酸		0.3g
– 多不饱和脂肪酸		0.02g
胆固醇		45mg
维生素 A	203%	1625µgRAE
维生素 B₁	4%	0.055mg
维生素 B₂	36%	0.505mg
维生素 C	5%	5mg
烟酸	18%	2.5mg
胆碱	18%	90mg
磷	9%	61mg
钾	3%	59mg
镁	2%	6mg
铁	40%	6mg
锌	9%	1mg

% 营养素参考值
数据源：中国食物成分库

猪脑 *Pork Brain*

禽畜肉

- 猪脑八成以上是水，热量不太高，跟鸡腿肉差不多
- 和心、肝、肾相比，猪脑在补充 B 族维生素和补铁方面平平无奇
- DHA 含量远比其他内脏丰富，也高于很多水产
- 胆固醇含量特别高，一副猪脑的胆固醇 ≈ 13 个蛋黄的
- 普通人不用太顾忌，高胆固醇血症患者还是要注意限制
- 高胆固醇血症和心血管病高危人群，建议每天膳食胆固醇＜300mg

100g（1 副猪脑花）		
热量	7%	*131kcal*
蛋白质	18%	*10.8g*
脂肪	16%	*9.8g*
－ 饱和脂肪酸		*2.4g*
－ 单不饱和脂肪酸		*2.7g*
－ 多不饱和脂肪酸		*0.4g*
胆固醇		*2571mg*
维生素 B_1	8%	*0.11mg*
维生素 B_2	14%	*0.19mg*
烟酸	20%	*2.8mg*
磷	42%	*294mg*
钾	13%	*259mg*
钠	7%	*131mg*
镁	3%	*10mg*
铁	13%	*1.9mg*
锌	9%	*1mg*

131kcal/100g

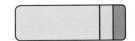

○ 水分 ○ 蛋白质 ● 脂肪

% 营养素参考值
数据源：中国食物成分库

猪肉（大里脊）*Pork Loin*

禽畜肉

- 带一层丰厚的脂肪，在猪肉各部位中，脂肪和能量排第二
- 瘦肉和脂肪之间有一层膜，影响口感，可以用剪刀剪断
- 适合做猪排、叉烧，煎炒蒸煮也相宜
- 里脊芯是一整块瘦肉，但也有 10% 左右的脂肪，口感不会太柴
- 烧烤、煎炸等做法，别经常吃，黑了焦了，不要吃
- 避免明火烧烤、用香辛料腌制、预煮等处理，有助于减少致癌物

100g（1 块大排）		
嘌呤		91mg/100g
热量	12%	248kcal
蛋白质	32%	19.3g
碳水化合物	0%	0.2g
脂肪	32%	19.2g
－ 饱和脂肪酸		7.8g
－ 单不饱和脂肪酸		7.7g
－ 多不饱和脂肪酸		2.2g
胆固醇		61mg
维生素 B$_1$	49%	0.69mg
维生素 B$_2$	11%	0.15mg
烟酸	79%	11mg
泛酸	20%	0.98mg
磷	26%	180mg
钾	16%	310mg
镁	7%	22mg
铁	2%	0.3mg
锌	15%	1.6mg

% 营养素参考值
数据源：日本食物成分资料库 11123

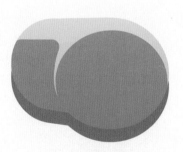

248kcal/100g

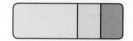

○ 水分　○ 蛋白质　● 脂肪

猪肉（肩胛肉）*Boston Butt*

禽畜肉

- 瘦肉间有细细的脂肪，也就是常说的大理石纹路，肉质细嫩
- 小块炖煮、整块叉烧、切片涮锅、绞肉做馅都适合，包粽子也好
- ! 脂肪和热量比较高

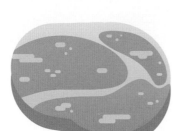

212kcal/100g

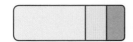

○ 水分　○ 蛋白质　● 脂肪

100g（麻将牌大小 5 块）		
嘌呤		95mg/100g
热量	11%	212kcal
蛋白质	30%	17.8g
碳水化合物	0%	0.1g
脂肪	27%	16g
－ 饱和脂肪酸		6g
－ 单不饱和脂肪酸		6.8g
－ 多不饱和脂肪酸		1.7g
胆固醇		69mg
维生素 B$_1$	47%	0.66mg
维生素 B$_2$	18%	0.25mg
烟酸	51%	7.2mg
泛酸	25%	1.23mg
磷	24%	170mg
钾	16%	310mg
镁	6%	19mg
铁	5%	0.7mg
锌	26%	2.9mg

% 营养素参考值
数据源：日本食物成分资料库 11120

猪肉（小里脊）*Pork Tenderloin*

禽畜肉

○ 加热过度容易变柴，可以用淀粉挂糊等方法保护它

☑ 是最稀少的部分，也是最瘦的部分，适合关注健康的人

☑ 维生素 B$_1$ 含量在各部位中最高，约是五花肉的 2 倍、牛肉的 10 倍

❗ 嘌呤含量较其他部位高

❗ 瘦肉相对健康，但也要注意适量，跟鸡、鸭、鱼、虾及豆制品换着吃

❗ 患心血管疾病、慢性肾炎、痛风等疾病的人，建议控制红肉摄入量

100g（1 块大排）		
嘌呤		*120mg/100g*
热量	6%	*118kcal*
蛋白质	32%	*19.3g*
碳水化合物	0%	*0.3g*
脂肪	6%	*3.7g*
– 饱和脂肪酸		*1.3g*
– 单不饱和脂肪酸		*1.4g*
– 多不饱和脂肪酸		*0.5g*
胆固醇		*59mg*
维生素 B$_1$	94%	*1.32mg*
维生素 B$_2$	18%	*0.25mg*
烟酸	86%	*12mg*
泛酸	19%	*0.93mg*
磷	33%	*230mg*
钾	22%	*430mg*
镁	9%	*27mg*
铁	6%	*0.9mg*
锌	20%	*2.2mg*

% 营养素参考值
数据源：日本食物成分资料库 1140

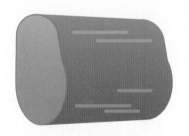

118kcal/100g

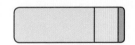

○ 水分 ○ 蛋白质 ● 脂肪

猪蹄 *Pork Feet*

禽畜肉

- 前蹄肉多，掌心附近有一块肥硕的肉，俗称"蹄筋"
- 猪蹄富含胶原蛋白，煲汤时溶出的胶原蛋白会让汤变得黏稠
- 不能直接补胶原蛋白，大分子蛋白质需被分解成氨基酸才能被身体利用
- 吃猪蹄美容不如吃鸡蛋，胶原蛋白属于"不完全蛋白"，利用率不高
- ! 脂肪多，热量高，一个猪蹄的热量顶一顿饭，胆固醇跟一个鸡蛋黄差不多
- ! 患高脂血症、慢性肾炎、痛风等疾病的人，不宜多吃

200g（1只猪蹄）		
嘌呤（熟）		134mg/100g
热量	25%	504kcal
蛋白质	73%	44g
脂肪	58%	35g
– 饱和脂肪酸		11g
– 单不饱和脂肪酸		20g
– 多不饱和脂肪酸		4g
胆固醇		222mg
维生素 B₁	16%	0.22mg
维生素 B₂	19%	0.26mg
烟酸	26%	3.7mg
磷	29%	200mg
钾	12%	248mg
钠	11%	228mg
镁	6%	18mg
铁	13%	2mg
锌	327%	35mg

% 营养素参考值
数据源：中国台湾地区食品成分资料库

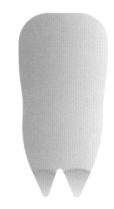

252kcal/100g

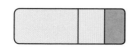

○ 水分 ○ 蛋白质 ● 脂肪

027

猪腿肉 *Ham*

禽畜肉

- ⊙ 中间有一块腱子肉，是很多人喜欢的部位
- ⊙ 烤、煮、绞肉、卤都适合，也是做火腿的原料
- ☑ 脂肪少，瘦肉多，比较适合关注健康的人
- ☑ 蛋白质含量高，维生素 B_1 含量仅次于小里脊

100g（麻将牌大小5块，不带皮下脂肪）

嘌呤（猪肉平均）		138mg/100g
热量	7%	138kcal
蛋白质	37%	22g
碳水化合物	0%	0.2g
脂肪	10%	6g
– 饱和脂肪酸		2g
– 单不饱和脂肪酸		2.5g
– 多不饱和脂肪酸		0.7g
胆固醇		66mg
维生素 B_1	67%	0.94mg
维生素 B_2	16%	0.22mg
烟酸	79%	11mg
泛酸	17%	0.87mg
磷	30%	210mg
钾	18%	360mg
镁	8%	25mg
铁	5%	0.7mg
锌	19%	2.1mg

% 营养素参考值
数据源：日本食物成分资料库 11131

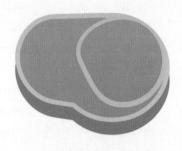

138kcal/100g

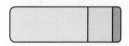

○ 水分　○ 蛋白质　● 脂肪

猪五花 *Belly*

禽畜肉

◎ 肉和脂肪层次分明，蒸、煮、炖、炒都适合，比如东坡肉、回锅肉

❗ 脂肪和热量最高的部位，培根和猪油就是这个部位的加工品

❗ 吃太多"红肉"会增加患心血管疾病和结直肠癌的风险，原因可能是饱和脂肪、血红素铁，以及高温烹饪后产生的致癌物较多

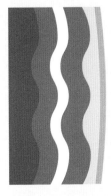

366kcal/100g

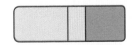

○ 水分 ○ 蛋白质 ● 脂肪

100g（魔方大小 1 块）		
热量	18%	*366kcal*
蛋白质	24%	*14.4g*
脂肪	12%	*35.4g*
－ 饱和脂肪酸		*14.6g*
－ 单不饱和脂肪酸		*15.2g*
－ 多不饱和脂肪酸		*3.5g*
胆固醇		*70mg*
维生素 A	1%	*11μgRAE*
维生素 B$_1$	36%	*0.51mg*
维生素 B$_2$	9%	*0.13mg*
烟酸	52%	*7.3mg*
磷	19%	*130mg*
钾	12%	*240mg*
镁	5%	*15mg*
铁	4%	*0.6mg*
锌	16%	*1.8mg*

% 营养素参考值
数据源：日本食物成分资料库 11129

猪小排 *Pork Spare Ribs*

禽畜肉

- 4 根食指长短排骨的热量，相当于 40 粒巴旦木
- 接近骨头的那层肉有绝佳的肥润口感，是排骨最令人惊喜的地方
- 别被"瘦得像排骨"这句话误导了，排骨一点不瘦
- 含较多饱和脂肪，胆固醇高、甘油三酯高的人还是少吃点好

100g（约4段食指长的排骨）		
嘌呤		91mg/100g
热量	14%	287kcal
蛋白质	30%	18g
脂肪	39%	23.3g
– 饱和脂肪酸		9.6g
– 单不饱和脂肪酸		9.4g
– 多不饱和脂肪酸		2.1g
胆固醇		78mg
维生素 B$_1$	48%	0.67mg
维生素 B$_2$	11%	0.16mg
烟酸	34%	4.71mg
磷	23%	161mg
钾	13%	254mg
镁	6%	18mg
铁	7%	1mg
锌	22%	2.4mg

287kcal/100g

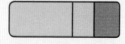
○ 水分　○ 蛋白质　● 脂肪

% 营养素参考值
数据源：中国台湾地区食品成分资料库

山楂片 *Haw Flakes*

糖果、糕点

! 七成以上是糖，山楂含量很少，其实是山楂味的糖果

! 吃 30g 山楂片可能会吃进去 21g 糖，很容易超过 5%* 的限量

! 大人小孩都应少吃

*WHO 建议成人和儿童游离糖摄入应控制在总能量的 10% 以内，最好在 5% 以内，按一日总能量 2000kcal 计，分别为 50g 和 25g。

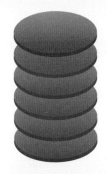

353kcal/100g

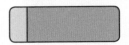

○ 水分 ○ 碳水化合物

30g（约 2 卷葵花牌山楂片）

热量	5%	*106kcal*
蛋白质	0%	*0g*
碳水化合物	8%	*25g*
－ 膳食纤维	4%	*1g*
－ 添加糖		*21g*
脂肪	0%	*0g*
维生素 C	1%	*1mg*

% 营养素参考值
数据源：企业数据

赤小豆 *Adzuki Bean*

淀粉类种子、果实

☑ 亦称"赤豆""红豆"，营养组成和绿豆差别不大，都是不错的主食

☑ 维生素 K 和叶酸不如绿豆，纤维和抗氧化成分比绿豆丰富

☑ 主食加点红豆能补充维生素 B 和纤维，但真的不补血

❗ 红豆打粉冲糊吃对血糖影响大，糖尿病人还是吃整粒煮熟的好

❗ 豆沙馅儿可能添加大量糖和油，别贪吃

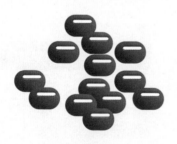

304kcal/100g

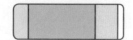

○ 水分　○ 碳水化合物
○ 蛋白质　○ 其他

50g（1/3 杯，200ml 电饭锅量米杯）		
GI（泡 40 分钟后煮）低		24
热量	8%	152kcal
蛋白质	2%	1g
碳水化合物	10%	30g
− 膳食纤维	48%	12g
脂肪	2%	1g
维生素 B$_1$	16%	0.23mg
维生素 B$_6$	14%	0.2mg
烟酸	22%	3.1mg
磷	25%	175mg
钾	33%	650mg
镁	22%	65mg
铁	8%	1.2mg

% 营养素参考值
数据源：日本食物成分资料库 4001

花生 *Peanut*

坚果、种子

- 花生红衣中含增强血小板功能的物质，但不能补铁补血
- 表皮的红色来自花青素，它溶于水，浸泡、搓洗掉色是正常现象
- 低调亲民的天然能量包
- 蛋白质含量高，富含油酸和亚油酸
- 烟酸含量出奇地高，维生素 E 和植物甾醇也很多
- 可能有人对花生过敏
- 容易感染黄曲霉，滋生致癌毒素，发现霉变应果断丢掉
- 不要盲目选购自制土榨花生油，黄曲霉毒素超标风险很高

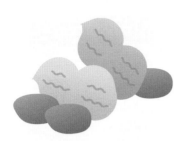

587kcal/100g

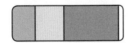

- ○ 碳水化合物　○ 蛋白质
- ● 脂肪　　　　○ 其他

10g（约 10 粒炒花生仁）		
热量	3%	*59kcal*
蛋白质	4%	*2.4g*
碳水化合物	1%	*2.1g*
– 膳食纤维	3%	*0.8g*
脂肪	8%	*5g*
– 饱和脂肪酸		*0.8g*
– 单不饱和脂肪酸		*2.6g*
– 多不饱和脂肪酸		*1g*
维生素 E	4%	*0.5mgα-TE*
烟酸	10%	*1.44mg*
磷	5%	*36mg*
镁	6%	*17.8mg*

% 营养素参考值
数据源：美国食物成分资料库 1100534

番茄 *Tomato*

深色蔬菜

- ✓ 天然味精，含较多谷氨酸，能提鲜
- ✓ 番茄红素含量在蔬菜中最高，有很强的抗氧化活性
- ✓ 减肥控糖人士可以当水果吃，低糖低热量
- ! 可能有人对番茄过敏
- ! 后熟果，刚买回来、没全熟的番茄别急着放冰箱
- ! 未成熟的青番茄含茄碱毒素，无法靠烹饪破坏，大量吃可能中毒
- ! 番茄酱的糖和盐真的很多，一包番茄酱 1/5 的重量来自糖
- ⊙ 不加任何调料的番茄罐头、番茄膏是更好的选择，后者还有超高的番茄红素含量

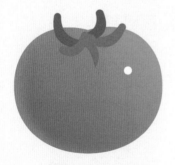

20kcal/100g

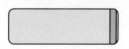

○ 水分　○ 碳水化合物　○ 其他

150g（1 个中等大小番茄）		
热量	2%	*30kcal*
蛋白质	2%	*1g*
碳水化合物	2%	*7g*
－ 膳食纤维	6%	*1.5g*
脂肪	0%	*0g*
维生素 A	9%	*68µgRAE*
维生素 C	23%	*23mg*
钾	16%	*315mg*

% 营养素参考值
数据源：日本食物成分资料库 6182

小番茄 *Cherry Tomato*

深色蔬菜

- 生吃维生素 C 保留好，熟吃有利于番茄红素吸收
- 比大番茄更像水果，含糖量更高些，减肥控糖人群可以当水果吃，低糖低热量
- 维生素 C、番茄红素等类胡萝卜素比大番茄更丰富
- 红色程度越深，成熟度越高，番茄红素含量越高
- 和很多水果一样，钾含量较高，肾功能不全的人别贪吃

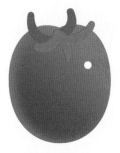

30kcal/100g

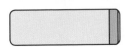

○ 水分　● 碳水化合物　○ 其他

10g（1 个小番茄）		
热量	0%	*3kcal*
蛋白质	0%	*0.1g*
碳水化合物	0%	*0.7g*
－ 膳食纤维	0%	*0.1g*
脂肪	0%	*0g*
维生素 A	1%	*8µgRAE*
维生素 C	3%	*3mg*
钾	1%	*29mg*

% 营养素参考值
数据源：日本食物成分资料库 6183

草莓 *Strawberry*

水果

◉ 冲洗后再去蒂，既避免表面污染物进入内部，也保护维生素 C

☑ 体重友好水果，糖不多，但果糖比例高，吃着甜

☑ 纤维不输香蕉，想促进肠道运动也可以试试它

☑ 维生素 C 含量在水果界杠杠的，4 颗大的草莓就能满足一天维生素 C 需求

☑ 抗氧化小能手，富含花青素等抗氧化成分

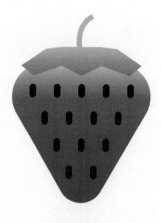

35kcal/100g

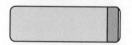

◉ 水分　◉ 碳水化合物　○ 其他

200g（约 14 颗中等大小草莓）		
GI	低	40
热量	4%	70kcal
蛋白质	2%	1.3g
碳水化合物	5%	15g
－ 膳食纤维	14%	3.6g
－ 果糖		6g
－ 蔗糖		5g
脂肪	1%	0.4g
维生素 C	112%	112mg
钾	9%	178mg
铜	16%	0.24mg

% 营养素参考值
数据源：美国食物成分资料库 747448

番石榴 *Guava*

水果

- ◉ 也叫"芭乐"，果肉中有较多"石细胞"，吃起来有砂粒感
- ☑ 低糖高纤，热量低，对体重和血糖都比较友好
- ☑ 维生素 C 超多，秒杀其他水果
- ☑ 酚类物质含量丰富，有不错的抗氧化能力
- ☑ 分红心、白心，红心品种有更多番茄红素等胡萝卜素
- ❗ 肠胃不好的人别多吃，最好去籽吃
- ❗ 为缓解便秘吃高纤维食物时，别忘多喝水，否则反而会加重便秘

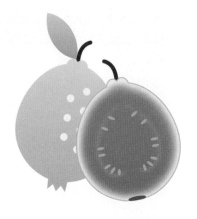

36kcal/100g

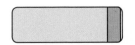

◯ 水分 ◯ 碳水化合物 ◯ 其他

270g（1个红心芭乐）		
热量	5%	*97kcal*
蛋白质	4%	*2.2g*
碳水化合物	10%	*29g*
－ 膳食纤维	44%	*11g*
脂肪	1%	*0.3g*
维生素 A	10%	*84μgRAE*
维生素 E	7%	*1mgα-TE*
维生素 B₆	27%	*0.38mg*
维生素 C	579%	*579mg*
钾	22%	*448mg*

% 营养素参考值
数据源：中国台湾地区食品成分资料库

红枣 *Dried Jujube*

水果

✓ 一半多是糖，能量是鲜枣的 2 倍

❗ 煮熟炖烂吃对血糖影响更大，糖尿病患者要注意别多吃

❗ 粗纤维丰富，吃多了可能造成腹胀、屁多

❗ 含铁量不高，而且是吸收率低的非血红素铁，不补铁也不补血

❗ 误吞枣核有生命危险，老人小孩吃枣要多加小心

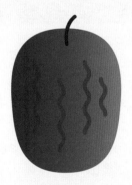

215kcal/100g

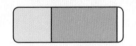

○ 水分 ● 碳水化合物 ○ 其他

1 包（可食部约 70g）		
热量	8%	*151kcal*
蛋白质	4%	*2g*
碳水化合物	14%	*42g*
－ 膳食纤维	22%	*5.4g*
脂肪	0%	*0g*
维生素 B_1	5%	*0.06mg*
维生素 B_2	6%	*0.08mg*
维生素 C	1%	*0.7mg*
烟酸	10%	*1.4mg*
钾	21%	*420mg*
铁	8%	*1.2mg*

% 营养素参考值
数据源：中国台湾地区食品成分资料库

火龙果 *Dragon Fruit*

水果

- 仙人掌科植物"量天尺"的果实
- 吃了红心火龙果可能会"尿血""便血"，多喝点水就会恢复
- 火龙果所含的糖以葡萄糖为主，甜度不如蔗糖
- 纤维比香蕉多，热量却比香蕉低，想通便可以考虑下它
- 红心火龙果的颜色来自甜菜红素，有不错的抗氧化功效
- 吃着不甜，含糖量却不低，糖尿病人注意控制摄入量

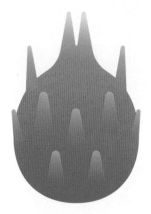

49kcal/100g

○ 水分 ● 碳水化合物 ○ 其他

320g（1个火龙果）		
热量	8%	*157kcal*
蛋白质	5%	*3g*
碳水化合物	13%	*40g*
－ 膳食纤维	22%	*5.4g*
脂肪	2%	*1g*
维生素 C	17%	*17mg*
钾	36%	*723mg*
镁	30%	*90mg*

% 营养素参考值
数据源：中国台湾地区食品成分资料库

荔枝 *Lychee*

水果

- 🔘 不耐保存，冷藏、少接触空气、保持干爽，有利于保鲜
- 🔘 少吃、吃完漱口或许能避免冒痘、溃疡等"上火"症状
- ✅ 维生素 C 含量较高，是山竹 * 的三十多倍
- ❗ 含糖量在水果中属中上，日啖荔枝三百"克"足矣
- ❗ 一次吃太多，摄入过多糖，会使耳鼻喉都比较缺水，还可能加重痘痘
- ❗ "空腹吃荔枝致死"确实发生过，可能是因为荔枝（尤其是未成熟荔枝）中含降低血糖的毒素
- ❗ 一般人吃出"荔枝病"的风险不大，幼儿、体弱的人别贪吃

* 山竹的维生素 C 含量：1.2mg/100g，数据源：中国食物成分库

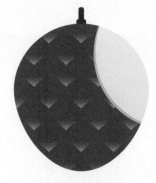

71kcal/100g

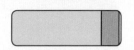

○ 水分 ○ 碳水化合物 ○ 其他

20g（1 颗）		
GI	中	57
热量	1%	14kcal
蛋白质	0%	0.2g
碳水化合物	1%	3.3g
－ 膳食纤维	0%	0.1g
脂肪	0%	0g
维生素 B$_1$	1%	0.02mg
维生素 C	8%	8mg
钾	2%	30mg

% 营养素参考值
数据源：中国食物成分库

莲雾 *Wax Apple*

水果

- 也叫"洋蒲桃"
- 有人觉得脆甜多汁，有人觉得味同嚼蜡
- 除了直接吃，蘸盐巴、酸梅粉、酱油、"老干妈"也有不同风味
- ✔ 营养不算丰富，但补水不错，热量跟番茄、柚子差不多，没啥负担
- ❗ 名字可人，"体质"可怜，室温下2天就会褪色、腐烂

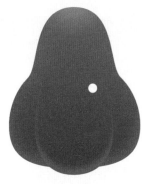

32kcal/100g

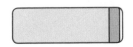

○ 水分　● 碳水化合物　○ 其他

140g（1个黑金刚莲雾）		
热量	2%	*45kcal*
蛋白质	1%	*0.7g*
碳水化合物	4%	*12.3g*
− 膳食纤维	5%	*1.3g*
脂肪	0%	*0.1g*
维生素 E	1%	*0.15mgα-TE*
维生素 C	14%	*14mg*
钾	7%	*133mg*

% 营养素参考值
数据源：中国台湾地区食品成分资料库

欧洲酸樱桃 *Tart Cherry*

水果

- 糕点上的装饰樱桃就是这种樱桃
- 酸度很高，不适合直接吃，在果汁界、罐头界表现优异
- "樱桃有助于改善睡眠、预防痛风"研究里的主角大多是它
- 褪黑素含量远高于其他水果，甜樱桃只有它的几分之一甚至更低
- 酸樱桃的总多酚含量高于甜樱桃，因此赋予它很强的抗炎作用

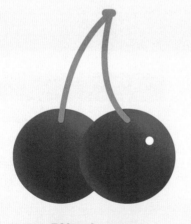

50kcal/100g

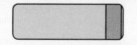

○ 水分　○ 碳水化合物　○ 其他

8g（1大颗）		
GI	(低)	22
热量	0%	4kcal
蛋白质	0%	0.1g
碳水化合物	0%	1g
－ 膳食纤维	0%	0.1g
脂肪	0%	0g
维生素 A	0%	5µgRAE
维生素 C	1%	1mg
钾	1%	14mg

% 营养素参考值
数据源：美国食物成分资料库 173954

欧洲甜樱桃 *Sweet Cherry*

水果

◎ 商品名"车厘子"，来源于"cherries"（樱桃）的音译

◎ 老家在欧洲、西亚和北非地区，中国也有引进种植

☑ 含糖量不高，热量较低，还有较多纤维，体重友好

☑ 钾含量在水果中靠前，富含花青素和多种酚类物质，有助于心血管健康

☑ 含一定量的维生素 C，但低于柑橘等水果

❗ 有比较多的果糖和山梨糖醇，容易腹泻的人别吃太多

❗ 需要限制钾摄入的肾病患者，吃几粒尝个鲜就好

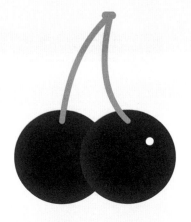

63kcal/100g

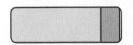

◎ 水分 ◎ 碳水化合物 ◎ 其他

10g（1大颗）		
GI	中	63
热量	0%	6kcal
蛋白质	0%	0.1g
碳水化合物	1%	1.6g
– 膳食纤维	0%	0.2g
脂肪	0%	0g
维生素 A	0%	9μgRAE
维生素 C	1%	0.7mg
钾	1%	22mg

% 营养素参考值
数据源：美国食物成分资料库 171719

苹果 *Apple*

水果

◎ 维生素和矿物质含量在水果界不突出，维生素 C 不如白菜

✓ 膳食纤维和抗氧化成分都比较丰富

❗ 含糖量在水果中属中等水平，糖尿病人一次吃半个（约 100g）为宜

❗ 果糖、蔗糖较多，尿酸高、甘油三酯高的人别贪吃，更别大量喝苹果汁

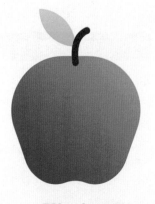

53kcal/100g

○ 水分 ○ 碳水化合物

200g（1 个中等大小去皮苹果）		
GI	低	36 — 40
热量	5%	106kcal
蛋白质	0%	0g
碳水化合物	10%	31g
－ 膳食纤维	11%	2.8g
－ 果糖		12g
－ 蔗糖		9.6g
脂肪	1%	0.4g
维生素 C	8%	8mg
钾	12%	240mg

% 营养素参考值
数据源：日本食物成分资料库 07148

桑葚 *Mulberry*

水果

- ◉ 挂果时一般不会施农药，和杨梅一样可能会藏匿小虫子，无毒无害
- ☑ 公认的健康食物"浆果"家族一员，低调的抗氧化小霸王
- ☑ 跟蓝莓和黑枸杞一样，深色桑葚也富含原花青素、花青素等抗氧化物
- ☑ 维生素 C 以及钙、钾、镁等矿物质含量比蓝莓丰富
- ☑ 含糖量不高，纤维较多，糖尿病人也可以适量吃

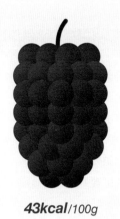

43kcal/100g

○ 水分　● 碳水化合物　○ 其他

10g（约 3 颗）		
热量	0%	*4kcal*
蛋白质	0%	*0.1g*
碳水化合物	0%	*1g*
－ 膳食纤维	0%	*0.2g*
脂肪	0%	*0g*
维生素 K	1%	*0.8μg*
维生素 B$_2$	14%	*0.2mg*
维生素 C	4%	*4mg*
钙	1%	*4mg*
磷	1%	*4mg*
钾	1%	*19mg*
镁	1%	*2mg*

% 营养素参考值
数据源：美国食物成分资料库 169913

山楂 *Chinese Hawthorn*

水果

- ☑ 维生素 C 远超橙子，维生素 E 含量在水果中名列前茅
- ☑ 有较多黄酮类化合物及原花青素，有很强的抗氧化作用
- ☑ 果胶很多，可作为益生元，助力肠道健康
- ☑ 有机酸特别丰富，有助于消化液分泌
- ❗ 果胶 + 有机酸 + 较多鞣酸 + 吃太多 = 腹胀腹泻
- ❗ 不要长期大量吃，特别是空腹状态下，胃不好的一次吃 1—2 颗尝尝就好

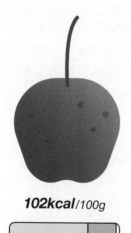

102kcal/100g

○ 水分 ○ 碳水化合物 ○ 其他

50g（约 5 颗山楂）		
热量	3%	*51kcal*
蛋白质	1%	*0.3g*
碳水化合物	4%	*13g*
− 膳食纤维	24%	*6g*
脂肪	1%	*0.3g*
维生素 A	0%	*4µgRAE*
维生素 E	14%	*2mgα-TE*
维生素 C	27%	*27mg*
钾	8%	*150mg*

% 营养素参考值
数据源：中国食物成分库

石榴 *Pomegranate*

水果

- ✅ 含糖量在水果中属中等水平
- ✅ 含有丰富的抗氧化成分，但维生素 C 含量不如红薯
- ❗ 便秘时注意别多吃，丰富的纤维和果汁中的单宁可能加重便秘
- ❗ 别和药物同吃，别用石榴汁服药，可能影响某些药物的代谢

170g（1 个石榴的可食部分）		
GI（石榴汁）	低	53
热量	6%	122kcal
蛋白质	4%	2.2g
碳水化合物	10%	31g
– 膳食纤维	32%	8g
脂肪	1%	0.3g
维生素 C	14%	14mg
钾	20%	393mg
铜	38%	0.3mg
锰	10%	0.3mg

% 营养素参考值
数据源：中国食物成分库

72kcal/100g

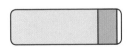

○ 水分　○ 碳水化合物　○ 其他

桃 *Peach*

水果

- 红色、黄色果肉的桃子，酚类抗氧化物含量比白肉桃子高很多
- 黄色果肉的桃子含更多类胡萝卜素，适合"屏幕族"吃
- 纤维不输香蕉，还有较多果胶，对缓解便秘有帮助
- 低 GI，含糖量也不高，尤其是脆桃，适合糖尿病人适量解馋
- 少数人可能对桃子过敏

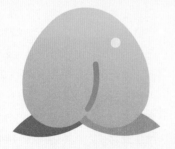

38kcal/100g

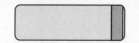

○ 水分　● 碳水化合物　○ 其他

200g（约 1 个中等大小白肉的桃）

GI	低	*28*
热量	4%	*76kcal*
蛋白质	2%	*1.2g*
碳水化合物	7%	*20g*
－ 膳食纤维	10%	*2.6g*
脂肪	0%	*0g*
维生素 C	16%	*16mg*
钾	18%	*360mg*

% 营养素参考值
数据源：日本食物成分资料库 07136

西瓜 *Watermelon*

水果

- ✅ 90% 以上都是水，夏天补水好帮手
- ✅ 红瓤瓜富含类胡萝卜素，尤其是番茄红素，含量媲美番茄
- ✅ 黄瓤瓜几乎不含番茄红素，其他营养素与普通西瓜差别不大
- ✅ 含糖量不算高但吃着甜，冰镇后更甜，主要是因为果糖占比高
- ❗ 纤维少，升血糖速度快，GI 值是常见水果中最高的
- ❗ 高血糖的朋友注意一次别吃太多、太快，以免血糖飙升

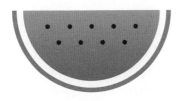

41kcal/100g

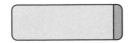

○ 水分 ● 碳水化合物

240g（约 1/8 个 "8424" 西瓜）		
GI	高	72
热量	5%	*98kcal*
蛋白质	2%	*1.4g*
碳水化合物	8%	*22.8g*
－ 膳食纤维	3%	*0.7g*
脂肪	0%	*0.2g*
维生素 A	21%	*166µgRAE*
维生素 C	24%	*24mg*
钾	14%	*288mg*

% 营养素参考值
数据源：日本食物成分资料库 07077

西洋梨 *European Pear*

水果

- 有红皮、青皮、黄皮，但都属于"西洋梨"一家
- 和秋子梨一样，也需要经过"后熟"才好吃，口感绵软
- 跟白梨、砂梨相比，水分较少，糖分较多，纤维更丰富
- 果糖和山梨糖醇含量也比其他品种的梨高，可能有更好的"通便"效果
- 幼儿和肠胃弱的人，吃西洋梨可能更容易腹泻

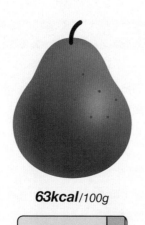

63kcal/100g

○ 水分　● 碳水化合物　○ 其他

150g（1个巴梨）		
热量	5%	**95kcal**
蛋白质	1%	**0.6g**
碳水化合物	8%	**23g**
－ 膳食纤维	20%	**5g**
脂肪	0%	**0.2g**
维生素 C	7%	**7mg**
钾	7%	**131mg**
镁	3%	**9mg**

% 营养素参考值
数据源：美国食物成分资料库 746773

西柚 *Grapefruit*

水果

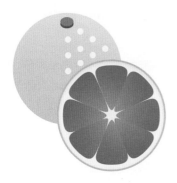 又叫"葡萄柚"，橙子和柚子杂交得来

✓ 低 GI、低热量，对体重和血糖都比较友好

✓ 维生素 C 含量高，红肉品种富含 β- 胡萝卜素和番茄红素

! 有机酸含量高，胃不好的人不要空腹吃太多，牙齿敏感人群也要注意

! 含丰富呋喃香豆素，会影响多种药物 * 代谢，服药期间勿吃

* 如部分治疗高血压、降胆固醇的药物。

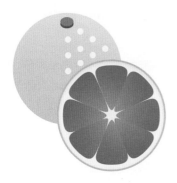

38kcal/100g

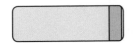

○ 水分　● 碳水化合物　○ 其他

200g（1 个红肉西柚）		
GI	低	**25**
热量	4%	**76kcal**
蛋白质	3%	**1.8g**
碳水化合物	6%	**19g**
－ 膳食纤维	4%	**1g**
脂肪	0%	**0g**
维生素 A	9%	**68μgRAE**
维生素 B₁	10%	**0.14mg**
维生素 C	72%	**72mg**
钾	14%	**280mg**

% 营养素参考值
数据源：日本食物成分资料库 07164

杨梅 *Bayberry*

水果

- ☑ 对减肥和"三高"人士非常友好
- ☑ 含糖量不算高，热量很低，对血糖有益的多酚、有机酸都很多
- ☑ 花色苷含量在水果中居前列，尤其是红到发黑的，含量在常见水果中仅次于桑葚
- ❗ 容易反酸、肠胃不太好的人，不宜吃太多
- ❗ 吞杨梅核清肠没有科学依据，还可能造成胃肠梗阻等问题

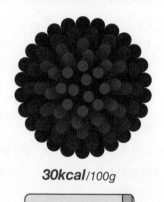

30kcal/100g

○ 水分　● 碳水化合物　○ 其他

18g（1颗大果）		
热量	0%	*5kcal*
蛋白质	0%	*0.1g*
碳水化合物	0%	*1.2g*
– 膳食纤维	1%	*0.2g*
脂肪	0%	*0g*
维生素 C	2%	*2mg*
钾	1%	*27mg*

% 营养素参考值
数据源：中国食物成分库

中国樱桃 *Chinese Cherry*

水果

- 和欧洲甜樱桃同属不同种的一种樱桃
- 立夏前后上市，供应期短，想吃它得抓紧
- 皮薄肉软，纤维含量比欧洲甜樱桃略低，糖量略高
- 多酚类物质不如颜色更深更红的欧洲甜樱桃丰富
- 富含钾，有助于控血压，适合高血压患者吃
- 颜色红≠能补血，各种樱桃的铁含量都很低，且吸收利用率低

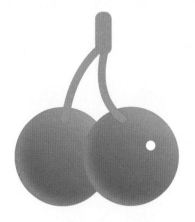

73kcal/100g

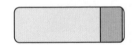

○ 水分 ○ 碳水化合物 ○ 其他

6g（1大颗）		
热量	0%	*4kcal*
蛋白质	0%	*0.1g*
碳水化合物	0%	*1.1g*
－膳食纤维	0%	*0.1g*
脂肪	0%	*0g*
维生素 C	1%	*1mg*
钾	1%	*24mg*

% 营养素参考值
数据源：中国台湾地区食品成分资料库

大豆的一生

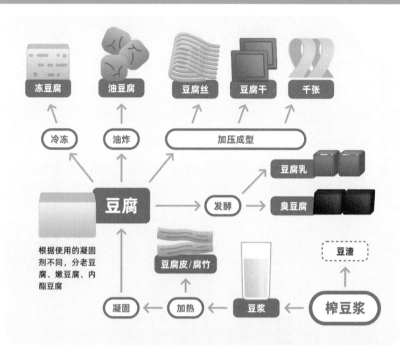

冻豆腐　油豆腐　豆腐丝　豆腐干　千张

冷冻　油炸　加压成型

豆腐乳

豆腐　发酵　臭豆腐

根据使用的凝固剂不同，分老豆腐、嫩豆腐、内酯豆腐

豆腐皮/腐竹

豆渣

凝固　←　加热　←　豆浆　←　榨豆浆

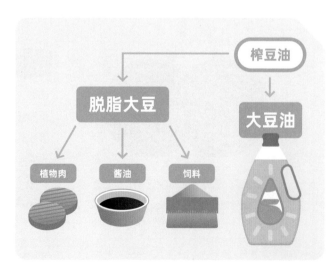

榨豆油

脱脂大豆　大豆油

植物肉　酱油　饲料

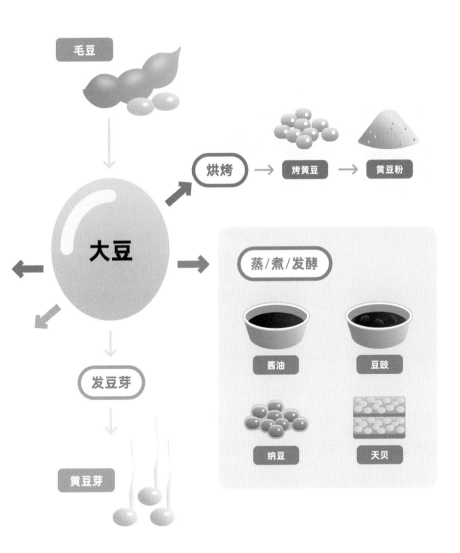

豆腐 *Tofu*

大豆和豆制品

- 同样重量下比较营养成分，北豆腐＞南豆腐＞内酯豆腐
- 北豆腐也叫"卤水豆腐"，粗糙结实，质地硬，也被称为"老豆腐""硬豆腐"
- 南豆腐用石膏做凝固剂，也叫"石膏豆腐"，含水量高，质地细腻，也被称为"嫩豆腐"
- 内酯豆腐用"葡萄糖酸内酯"做凝固剂，含水量高，口感更嫩滑
- 一般需要冷藏保存，吃不完可以切块冷冻，做成冻豆腐
- 含丰富的植物蛋白，素食者和高尿酸人群最理想的蛋白来源之一
- 北豆腐以卤水做凝固剂，钙、镁含量是 3 种豆腐中最丰富的
- ! 豆腐可以和菠菜一起吃，豆腐里的钙能结合草酸，从而避免人体大量吸收

100g（1/4 盒，北豆腐）		
嘌呤		68mg/100g
热量	6%	116kcal
蛋白质	15%	9g
碳水化合物	1%	3g
脂肪	13%	8g
维生素 E	21%	3mga-TE
钙	13%	105mg
磷	16%	112mg
钾	5%	106mg
镁	21%	63mg
铁	10%	1.5mg
植物甾醇		29mg
大豆异黄酮		30mg

% 营养素参考值
数据源：中国食物成分库

116kcal/100g

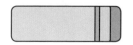

- ○ 水分
- ○ 碳水化合物
- ○ 蛋白质
- ○ 脂肪

豆腐干 *Hard Tofu*

大豆和豆制品

- 🔘 豆腐干、千张（百页）和素鸡，外形不同，制作工艺不同，但都是"浓缩的豆腐"
- ☑ 压缩后水分减少，营养进一步浓缩，钙含量是牛奶的 4 倍
- ☑ 嘌呤含量并不高，相当一部分嘌呤溶于水中被丢弃了
- ❗ 很多豆腐干本身比较咸，入菜记得少放盐、酱油等调料
- ❗ 买即食的豆腐干小零食，小心重油重盐重糖
- ❗ 蛋白质含量丰富，很容易变质

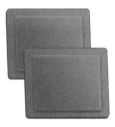

197kcal/100g

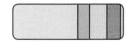

- ○ 水分 ○ 碳水化合物
- ○ 蛋白质 ○ 脂肪 ○ 灰分

30g（1块）		
热量	3%	*59kcal*
蛋白质	8%	*4.5g*
碳水化合物	1%	*3g*
脂肪	6%	*3.4g*
维生素 E	11%	*1.5mgα-TE*
钙	17%	*134mg*
磷	7%	*52mg*
钾	2%	*41mg*
钠	5%	*99mg*
镁	7%	*20mg*
铁	13%	*2mg*

% 营养素参考值
数据源：中国食物成分库

豆浆 *Soy Milk*

大豆和豆制品

- **O** 豆浆不可以替代牛奶，钙含量只有牛奶的 1/10

- ☑ 综合营养价值最好的植物"奶"，蛋白质含量跟牛奶相当，且吸收利用率高

- ☑ 男女都适合喝豆浆，大豆异黄酮不会影响男性生殖激素浓度

- ☑ 膳食纤维远多于牛奶，饱和脂肪远低于牛奶，对心血管健康更友好

- **!** 豆浆煮到 80—90℃ 时会出现很多泡沫，此时并未沸腾，应该继续煮 3—5 分钟

- **!** 豆浆中有低聚糖等胃肠胀气因子，还有较多粗纤维，喝多了容易胀气

- **!** 有少量胰蛋白酶抑制剂、皂苷等成分，会刺激肠胃，腹泻及其恢复期间不宜喝

- **!** 营养丰富，保存不当易滋生细菌。喝不完的豆浆放冰箱冷藏，并尽快喝完

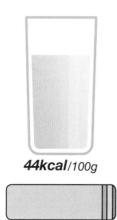

44kcal/100g

- ○ 水分
- ○ 蛋白质
- ○ 碳水化合物
- ● 脂肪

250g（1 杯约 25g 黄豆，无糖）		
热量	6%	*110kcal*
蛋白质	15%	*9g*
碳水化合物	3%	*7.8g*
－ 膳食纤维	3%	*0.8g*
脂肪	8%	*5g*
－ 饱和脂肪酸		*0.8g*
胆固醇		*0mg*
维生素 B$_1$	6%	*0.08mg*
维生素 B$_2$	4%	*0.05mg*
钙	5%	*38mg*
磷	18%	*123mg*
钾	24%	*475mg*

% 营养素参考值
数据源：日本食物成分资料库 04052

奶酪 *Cheese*

奶制品

- ◎ 5kg 牛奶才能做出 0.5kg 奶酪，水分减少，浓缩了营养也浓缩了热量
- ◎ 买再制奶酪时留意成分信息，蛋白质含量高说明其他添加物少，营养更优秀
- ☑ 奶酪制作过程中，大部分乳糖随乳清流失，对乳糖不耐受的人更友好
- ☑ 大孔奶酪，钙钠比高，是个不错的选择，小孩和老人都适合吃
- ❗ 血压高的人吃奶酪要注意，多数奶酪制作时需要加入盐
- ❗ 蓝纹、布里等霉菌发酵的软质奶酪孕妇应避免，除非彻底加热

28g（拇指大小，1 块）		
热量	6%	*115kcal*
蛋白质	11%	*6.5g*
碳水化合物	0%	*0.7g*
脂肪	16%	*9.5g*
– 饱和脂肪		*5g*
胆固醇		*28mg*
维生素 A	11%	*88μgRAE*
维生素 B$_2$	7%	*0.1mg*
维生素 B$_{12}$	13%	*0.3μg*
钙	25%	*198mg*
磷	18%	*128mg*
钾	1%	*22mg*
钠	9%	*183mg*

% 营养素参考值
数据源：美国食物成分资料库 328637

408kcal/100g

- ◯ 水分 　◯ 碳水化合物
- ◯ 蛋白质 ◯ 脂肪 ◯ 灰分

059

冰激凌 *Ice Cream*

糖果、糕点

- 糖含量在 12%—18% 之间，比甜饮料的（10% 左右）更高
- 优质冰激凌会用大量鲜牛奶、稀奶油，脂肪含量也不低
- 首选配料表上生牛乳位置靠前、蛋白质含量高的产品
- ✓ 能提供一定的蛋白质和钙，可作为食欲不佳的老人补充能量和营养的选择
- ! 慢慢吃，吃太快可能导致"冰激凌头痛"

80g（1 小杯，8% 乳脂）		
热量	7%	*142kcal*
蛋白质	5%	*3g*
碳水化合物	6%	*18.6g*
－ 膳食纤维	0%	*0g*
脂肪	11%	*6.4g*
胆固醇		*42mg*
维生素 A	6%	*44μgRAE*
维生素 B_1	4%	*0.05mg*
维生素 B_2	14%	*0.2mg*
维生素 B_{12}	8%	*0.2μg*
烟酸	5%	*0.7mg*
生物素	7%	*2μg*
钙	14%	*112mg*
磷	14%	*96mg*
钾	8%	*152mg*
钠	4%	*88mg*
镁	3%	*10mg*
碘	12%	*14μg*

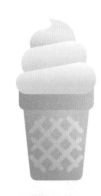

178kcal/100g

- ○ 水分
- ○ 碳水化合物
- ○ 蛋白质
- ● 脂肪

% 营养素参考值
数据源：日本食物成分资料库 13043

马铃薯 *Potato*

淀粉类蔬菜
及其制品

- 🎯 当饭吃，营养价值可圈可点；当菜吃，缺点有点多
- 🎯 凉拌土豆丝加酸性调料如醋，有助于降低 GI 值，延缓餐后血糖上升
- ☑️ 蛋白质含量不算高，但质量不错，可以作为优质蛋白来源
- ☑️ 蒸土豆的热量只有同等重量米饭的一半左右，饱腹感更强
- ☑️ 还能得到更多钾、维生素 B、维生素 C、纤维和抗氧化物，对高血压、高尿酸人士都有好处
- ❗ 非常容易吸油，油炸、炖肉都会吸收大量脂肪，增加热量
- ❗ 发芽土豆不要吃，含大量有毒成分龙葵素，简单烹饪难以去除

100g（乒乓球大小 3 个）		
GI（蒸）	中	62
热量	4%	81kcal
蛋白质	4%	2.6g
碳水化合物	6%	17.8g
– 膳食纤维	4%	1.1g
脂肪	0%	0.2g
维生素 B₁	7%	0.1mg
维生素 B₂	1%	0.02mg
维生素 C	14%	14mg
烟酸	8%	1.1mg
叶酸	5%	16µg
磷	7%	46mg
钾	17%	347mg
镁	8%	24mg

% 营养素参考值
数据源：中国食物成分库

81kcal/100g

○ 水分　○ 碳水化合物　○ 蛋白质

糯玉米 *Waxy Corn*

谷物及其制品

- 把贴近玉米棒的黄色颗粒和皮啃干净，才能获得全部营养好处
- ✓ 营养丰富的杂粮，可以替代白米白面做主食，补充 B 族维生素和膳食纤维
- ! 淀粉含量高，几乎都是消化快的支链淀粉，对血糖影响大，不适合糖尿病人吃
- ! 发霉玉米不要吃，容易产生致癌的黄曲霉毒素

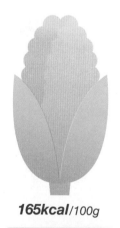

165kcal/100g

- ○ 水分　　● 碳水化合物
- ○ 蛋白质　○ 其他

200g（1 大根）		
热量	17%	*330kcal*
蛋白质	16%	*9.4g*
碳水化合物	22%	*67g*
－ 膳食纤维	28%	*7g*
脂肪	6%	*3.8g*
维生素 E	4%	*0.5mgα-TE*
维生素 B₁	29%	*0.4mg*
维生素 B₂	14%	*0.2mg*
维生素 B₆	43%	*0.6mg*
烟酸	21%	*3mg*
磷	39%	*274mg*
钾	27%	*546mg*
镁	33%	*100mg*

% 营养素参考值
数据源：中国台湾地区食品成分资料库

粟 *Millet*

谷物及其制品

- 粟去壳后叫"小米"，有黑、绿、白、黄等不同颜色
- 小米不一定要配辽参，小米的蛋白质中缺乏赖氨酸，搭配大米、黄豆都可互补
- 钾、铁、维生素 B₁ 等营养成分的含量都是精白大米的几倍
- 质地软，纤维含量在各种全谷物中最低，易煮易消化
- 容易成为高升糖食物，尤其是用糯性品种的小米煮粥
- 血糖高的人不建议喝纯小米粥，可以蒸小米饭，或小米、大米混和的"二米饭"

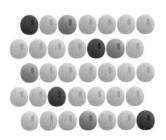

361kcal/100g

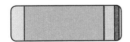

- ○ 水分　○ 碳水化合物
- ○ 蛋白质　● 脂肪　○ 灰分

100g（2/3 杯，200ml 电饭锅量米杯）		
GI（未浸泡，煮 20 分）中		64
热量	18%	361kcal
蛋白质	15%	9g
碳水化合物	25%	75.1g
－ 膳食纤维	6%	1.6g
脂肪	5%	3.1g
维生素 E	8%	1.09mgα-TE
维生素 B₁	24%	0.33mg
维生素 B₂	7%	0.1mg
烟酸	11%	1.5mg
叶酸	9%	30µg
钙	5%	41mg
磷	33%	229mg
钾	14%	284mg
镁	36%	107mg
铁	34%	5.1mg
锌	17%	1.87mg
硒	8%	5µg

% 营养素参考值
数据源：中国食物成分库

小扁豆 *Lentils*

淀粉类种子、果实

- 品种多样，颜色丰富，有橙、黄、绿、褐色等
- 烹饪简单，用它煮饭不用提前浸泡，也适合煮豆汤、做豆泥
- 印度人用小扁豆咖喱配米饭或配饼，豆类搭配谷类吃，蛋白质互补
- 硒和铁的含量高于其他杂豆，搭配富含维生素 C 的食物同吃能提高铁的吸收率

352kcal/100g

○ 水分　● 碳水化合物
○ 蛋白质　● 脂肪　○ 灰分

50g（1/3 杯，200ml 电饭锅量米杯）		
GI	低	29
热量	9%	176kcal
蛋白质	20%	12g
碳水化合物	10%	30g
– 膳食纤维	32%	8g
脂肪	2%	1g
维生素 B$_1$	21%	0.3mg
维生素 B$_2$	7%	0.1mg
维生素 B$_6$	21%	0.3mg
烟酸	21%	3mg
叶酸	11%	39μg
泛酸	16%	0.8mg
钙	4%	29mg
磷	31%	215mg
钾	25%	500mg
镁	17%	50mg
铁	33%	5mg
锌	18%	2mg

% 营养素参考值
数据源：日本食物成分资料库 04073

意大利面 *Spaghetti*

谷物及其制品

- ⦿ 做意面用的杜兰小麦粉含较多胡萝卜素，使面条呈现天然的淡黄色
- ⦿ 有些产品可能会添加栀子黄等色素
- ☑ 制作时一般不加盐，钠含量比中式挂面低很多
- ☑ 加工主食中少有的低 GI 食物，GI 值比很多粗粮还低
- ❗ 适合糖尿病人吃，但也要控制总量，别煮太软
- ❗ 注意酱料中的糖和盐，别只吃一坨面，搭配蔬菜、蛋白质类食物一起吃

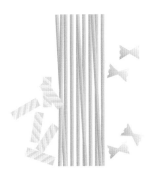

371kcal/100g

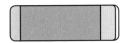

- ○ 水分　● 碳水化合物
- ○ 蛋白质　○ 其他

100g（1 把，煮后约 240g，非全麦）		
GI（白面，煮）	低	*45*
热量	19%	*371kcal*
蛋白质	22%	*13g*
碳水化合物	25%	*74.7g*
– 膳食纤维	13%	*3.2g*
脂肪	3%	*1.5g*
磷	27%	*189mg*
钾	12%	*233mg*
钠	0%	*6mg*
镁	18%	*53mg*
铁	9%	*1.3mg*
锌	13%	*1.4mg*

% 营养素参考值
数据源：美国食物成分资料库 168927

鹰嘴豆 *Chickpea*

淀粉类种子、果实

- ◎ 杂豆界的流量担当，营养价值相比其他杂豆其实不神奇
- ◎ 果仁味浓郁，可能跟鹰嘴豆较高的脂肪含量有关
- ◎ 浸泡至少 8 小时再煮，跟煮其他豆子不同，最好热水下锅
- ◎ 扔掉泡豆水、煮好后换水浸泡 1 小时再吃，有助于缓解吃豆子胀气的问题
- ❗ 煮熟后尽快冷藏或冷冻，豆子营养丰富，室温下容易滋生细菌变质
- ❗ 杂豆的钾、磷含量高，肾功能不全的人要注意

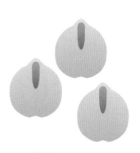

336kcal/100g

○ 水分　◎ 碳水化合物
○ 蛋白质　● 脂肪　○ 灰分

50g（1/3 杯，200ml 电饭锅量米杯）		
GI	低	*33*
热量	8%	*168kcal*
蛋白质	17%	*10g*
碳水化合物	10%	*31g*
－ 膳食纤维	32%	*8g*
脂肪	5%	*3g*
维生素 B$_1$	14%	*0.2mg*
维生素 B$_2$	7%	*0.1mg*
维生素 B$_6$	21%	*0.3mg*
烟酸	14%	*2mg*
叶酸	50%	*175μg*
钙	6%	*50mg*
磷	19%	*135mg*
钾	30%	*600mg*
镁	23%	*70mg*
铁	9%	*1.3mg*
锌	18%	*2mg*

% 营养素参考值
数据源：日本食物成分资料库 04065

黄豆芽 *Soybean Sprout*

蔬菜

- ✅ 大豆发成豆芽，从豆类变身蔬菜，营养价值有所提升
- ✅ 脂肪、蛋白质、淀粉等能量物质大多被分解掉
- ✅ 植酸等妨碍营养素吸收的物质大幅度减少
- ✅ 维生素 C、维生素 K 的含量上升，易被身体利用的二价铁含量增加
- ✅ 异黄酮、γ - 氨基丁酸等生物活性物质的含量也有所上升
- ◉ 其他豆子发芽后也有类似变化，吃豆子容易胀气的人可以尝试发芽豆
- ❗ 不要大量生吃芽苗菜，温暖湿润的发芽环境也适宜细菌繁殖

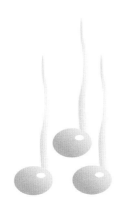

29kcal/100g

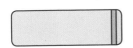

◯ 水分 ◉ 碳水化合物 ◯ 蛋白质

200g（1袋）		
热量	3%	*58kcal*
蛋白质	123%	*74g*
碳水化合物	2%	*4.6g*
– 膳食纤维	18%	*4.6g*
脂肪	5%	*3g*
维生素 K	143%	*114µg*
维生素 B₁	13%	*0.18mg*
维生素 B₂	10%	*0.14mg*
维生素 C	10%	*10mg*
烟酸	17%	*2.4mg*
叶酸	49%	*170µg*
泛酸	14%	*0.72mg*
钙	6%	*46mg*
钾	16%	*320mg*
镁	15%	*46mg*

% 营养素参考值
数据源：日本食物成分资料库 06287

大白菜 *Napa Cabbage*

蔬菜

- 十字花科蔬菜，西蓝花中的"抗癌"成分，大白菜中也有
- 菜叶里的维生素比菜帮里的多一些
- 含较多鲜味成分谷氨酸，用白菜炖汤，可以少放味精和盐
- 含有较多的钾和钙，还富含多酚和黄酮等抗氧化成分
- 外侧叶维生素 C 多，内侧叶矿物质和可溶性糖含量更多，更可口

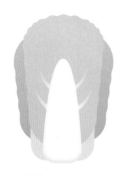

13kcal/100g

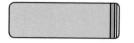

- ○ 水分
- ○ 蛋白质
- ○ 碳水化合物
- ○ 其他

150g（外侧菜叶 1 片）		
热量	1%	*20kcal*
蛋白质	2%	*1.2g*
碳水化合物	2%	*4.8g*
－ 膳食纤维	8%	*2g*
脂肪	0%	*0.2g*
维生素 A	2%	*12μgRAE*
维生素 K	111%	*89μg*
维生素 C	29%	*29mg*
烟酸	7%	*1mg*
叶酸	26%	*92μg*
泛酸	8%	*0.4mg*
钙	8%	*65mg*
磷	7%	*50mg*
钾	17%	*330mg*
镁	5%	*15mg*
铁	3%	*0.5mg*

% 营养素参考值
数据源：日本食物成分资料库 06233

生姜 *Ginger*

蔬菜

- 维生素和矿物质含量不少，但吃得少，对每日摄入量的贡献不大
- 含姜蛋白酶，可以让牛奶蛋白凝固，做成"姜汁撞奶"
- 富含多种抗氧化成分，入菜有助于减少糖化终末产物（AGEs）的生成
- 辛辣口感来自姜辣素，也是一种抗氧化成分
- 也许能缓解痛经、恶心、呕吐，其他功效的证据不明确
- 有胆结石的人注意，大量吃，特别是姜的浓缩制品，可能增加胆汁分泌

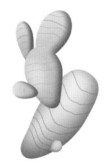

46kcal/100g

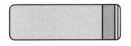

- ○ 水分　○ 碳水化合物
- ○ 蛋白质　○ 其他

100g（拇指大小，5块）		
热量	2%	*46kcal*
蛋白质	2%	*1.3g*
碳水化合物	3%	*10g*
－ 膳食纤维	12%	*3g*
脂肪	1%	*0.6g*
维生素 A	2%	*14μgRAE*
钾	15%	*295mg*
镁	15%	*44mg*
铁	9%	*1.4mg*
铜	18%	*0.14mg*
锰	107%	*3.2mg*

% 营养素参考值
数据源：中国食物成分库

甜椒 *Sweet Pepper*

蔬菜

- ⊙ 有红、黄、绿等颜色，不同颜色是叶绿素、胡萝卜素等色素种类和含量决定的
- ⊙ 买回的甜椒别急着放冰箱，检查表面有无水分，擦干后包层厨房纸再装保鲜袋
- ☑ 绿色、红色品种的胡萝卜素含量更高，是黄色品种的 1—2 倍
- ☑ 维生素 C 含量最高的一类蔬菜，半个新鲜甜椒满足一天所需维生素 C

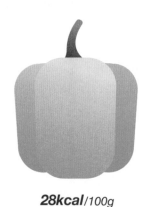

28kcal/100g

○ 水分　○ 碳水化合物　○ 蛋白质

135g（1个）		
热量	2%	*38kcal*
蛋白质	2%	*1g*
碳水化合物	3%	*8.9g*
－ 膳食纤维	7%	*1.8g*
脂肪	1%	*0.3g*
维生素 A	3%	*23μgRAE*
维生素 C	201%	*201mg*
烟酸	11%	*1.6mg*
叶酸	21%	*73μg*
磷	4%	*28mg*
钾	14%	*270mg*
镁	5%	*14mg*

% 营养素参考值
数据源：日本食物成分资料库 06249

芭蕉 *Plantain*

水果

- 一个香蕉品种，相比香牙蕉，有更多淀粉和抗性淀粉
- 在很多国家，是类似米饭、面包一样的主食
- 香蕉冷藏，皮更容易变黑，但里面还是好的
- 成熟的香蕉可以去皮冷冻保存，味道很像冰激凌
- 不熟的香蕉有更多果胶和抗性淀粉，对改善肠道、代谢状况都有帮助
- 但没必要为此吃青香蕉，有较多鞣酸，口感差，还可能引起肠胃不适

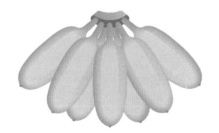

119kcal/100g

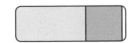

○ 水分　● 碳水化合物　○ 其他

80g（1根）		
GI	低	**40**
热量	5%	**95kcal**
蛋白质	2%	**0.9g**
碳水化合物	9%	**27g**
－ 膳食纤维	9%	**2.3g**
脂肪	0%	**0g**
维生素 B$_6$	14%	**0.2mg**
维生素 C	20%	**20mg**
烟酸	9%	**1.2mg**
钾	12%	**244mg**
镁	10%	**30mg**

% 营养素参考值
数据源：中国台湾地区食品成分资料库

白梨 *White Pear*

水果

- ◉ 雪花梨、鸭梨、砀山酥梨等都是"白梨"，北方种植较多
- ◉ 白梨的石细胞个头最小、含量最少，口感细腻，水分大
- ☑ 吃梨补水润嗓，但没有研究发现梨中含有止咳的成分
- ☑ 高浓度糖水能促进唾液及呼吸道黏液分泌，从而帮助缓解咳嗽，仅此而已
- ❗ 很多雪梨膏的主要原料是蜂蜜、蔗糖，并没有多少梨，不如直接吃梨
- ❗ 用梨汁熬的雪梨膏本质上就是一种糖浆，是食物，不是药

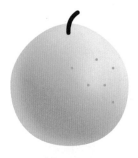

42kcal/100g

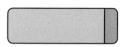

○ 水分 ● 碳水化合物

250g（1个雪花梨）		
GI	低	*36*
热量	5%	*105kcal*
蛋白质	1%	*0.5g*
碳水化合物	9%	*26.5g*
－ 膳食纤维	8%	*2g*
脂肪	1%	*0.3g*
维生素 C	10%	*10mg*
钾	11%	*213mg*
镁	8%	*25mg*

% 营养素参考值
数据源：中国食物成分库

菠萝 *Pineapple*

水果

- 吃菠萝扎嘴，主要是菠萝蛋白酶破坏口腔黏膜引起的
- 健康的胃有胃酸保护，空腹吃几块菠萝伤不了胃
- 高温可以让菠萝蛋白酶失效，热一下吃比泡盐水管用
- 热量跟苹果、梨差不多，维生素 C 是它们的 3—10 倍
- 含糖量在水果中属中等水平，血糖高的人别贪嘴
- 菠萝蛋白酶有一定药用价值，也可能引起过敏

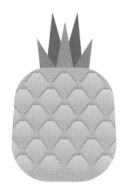

54kcal/100g

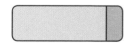

○ 水分　○ 碳水化合物

660g（1 个菠萝）		
GI	中	**66**
热量	18%	**356kcal**
蛋白质	7%	**4g**
碳水化合物	30%	**90g**
− 膳食纤维	32%	**8g**
脂肪	1%	**0.7g**
维生素 C	231%	**231mg**
钾	50%	**990mg**

% 营养素参考值
数据源：日本食物成分资料库 07097

073

蛋黄果 *Canistel*

水果

- 又名"仙桃"
- 除了直接吃，也可以当糖、蘸酱用，以减少精制糖摄入
- 碳水化合物含量和榴莲、释迦等热带水果同属最高档
- ☑ 其中一大部分是纤维、淀粉等复杂碳水，对血糖、体重更友好
- ☑ 纤维在水果中属最高档，维生素 C 不输柑橘类水果
- ☑ 和其他黄色水果一样，富含能抗氧化和护眼的胡萝卜素
- ☑ 烟酸（维生素 B₃）比一般水果高，是 B 族维生素中人类需求最多的一种

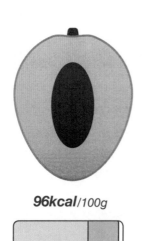

96kcal/100g

○ 水分 ○ 碳水化合物 ○ 其他

120g（1个）		
热量	6%	*115kcal*
蛋白质	3%	*2g*
碳水化合物	11%	*33g*
－ 膳食纤维	28%	*7g*
脂肪	1%	*0.4g*
维生素 A	4%	*29μgRAE*
维生素 E	31%	*4.3mgα-TE*
维生素 B₆	27%	*0.38mg*
维生素 C	42%	*42mg*
烟酸	12%	*1.7mg*
钙	3%	*24mg*
钾	17%	*347mg*
铁	7%	*1mg*

% 营养素参考值
数据源：中国台湾地区食品成分资料库

榴莲 *Durian*

水果

- 热量最高的水果，1 个榴莲的热量 ≈ 1 个麦当劳巨无霸的热量
- 维生素 C、维生素 E 及维生素 B_1、维生素 B_2、维生素 B_6 等 B 族维生素比一般水果丰富
- 脂肪比一些牛奶还多，加上一定的纤维，血糖反应比菠萝、柿子都低
- 富含钾和镁，有益心脏健康和控血压，但肾功能不全的人要注意
- 含糖量特别高，血糖高的人吃榴莲更要注意摄入量，浅尝辄止
- 可能有人对榴莲过敏
- 后熟果，没熟的时候别放冰箱

140kcal/100g

○ 水分　● 碳水化合物　○ 其他

400g（1 个猫山王榴莲，果肉）		
GI	低	*49*
热量	28%	*560kcal*
蛋白质	15%	*9.2g*
碳水化合物	36%	*108g*
－ 膳食纤维	32%	*8g*
脂肪	22%	*13.2g*
维生素 E	66%	*9.3mgα-TE*
维生素 B_1	93%	*1.3mg*
维生素 B_2	86%	*1.2mg*
维生素 B_6	71%	*1mg*
维生素 C	124%	*124mg*
叶酸	171%	*600µg*
钾	102%	*2040mg*
镁	36%	*108mg*

% 营养素参考值
数据源：日本食物成分资料库 07087

猕猴桃（黄肉）*Kiwifruit*

水果

- ⊙ 猕猴桃和奇异果是同一种水果，只不过叫法不同
- ⊙ 黄色的"奇异果"是 20 世纪 90 年代新西兰选育出的年轻品种
- ☑ 糖含量比绿肉品种高，吃起来更甜
- ☑ 具有抗氧化作用的维生素 C、多酚物质含量比绿肉品种高

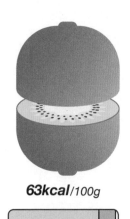

63kcal/100g

○ 水分　○ 碳水化合物　○ 其他

100g（1 个黄肉猕猴桃）		
GI	⑱ 低	52
热量	3%	63kcal
蛋白质	2%	1g
碳水化合物	5%	15g
－ 膳食纤维	6%	1.4g
维生素 A	0%	2μgRAE
维生素 C	140%	140mg
叶酸	8%	32μg
钾	15%	300mg

% 营养素参考值
数据源：日本食物成分资料库 07168

柠檬 *Lemon*

水果

- 一个柠檬大约能产出 25g 汁
- 干柠檬泡的水可以提供一些柠檬酸和钾，补维生素 C 还是别指望了
- 柠檬汁可以用来防止蔬果变色，比如在切开的牛油果表面涂一些
- 不加糖的柠檬水像茶一样，热量很低，很适合慢性病患者日常喝
- 含大量柠檬酸，配合钾，有助于碱化尿液，促进尿酸排泄
- 维生素 C 和类黄酮等抗氧化成分含量丰富，尤其是柠檬皮
- 服药期间别勉强自己吃皮，皮中含较多呋喃香豆素，会影响多种药物代谢

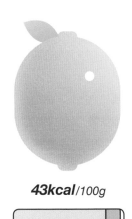

43kcal/100g

○ 水分　○ 碳水化合物　○ 其他

80g（1个，全果）		
热量	2%	*34kcal*
蛋白质	1%	*0.7g*
碳水化合物	3%	*10g*
－ 膳食纤维	16%	*4g*
脂肪	1%	*0.6g*
维生素 A	0%	*2μgRAE*
维生素 C	80%	*80mg*
叶酸	7%	*25μg*
泛酸	6%	*0.3mg*
磷	8%	*54mg*
钾	5%	*104mg*

% 营养素参考值
数据源：日本食物成分资料库 07155

秋子梨 *Harbin Pear*

水果

- 南果梨、京白梨、香水梨都是"秋子梨"，广泛种植在东北
- 个头较小，甜度较高，梨肉里的石细胞个头大、含量多
- 不同于白梨、砂梨，刚摘时不好吃，需要"后熟"放软才香甜
- 东北"冻梨"就是一种特别的"后熟"方法

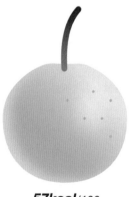

57kcal/100g

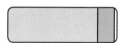

○ 水分　○ 碳水化合物　○ 其他

90g（1个京白梨）		
GI	低	*36*
热量	3%	*51kcal*
蛋白质	0%	*0.2g*
碳水化合物	4%	*12.3g*
－ 膳食纤维	5%	*1.3g*
脂肪	1%	*0.5g*
维生素 C	3%	*3mg*
钾	5%	*95mg*
镁	3%	*8mg*

% 营养素参考值
数据源：中国食物成分库

香蕉 *Banana*

水果

- 也叫"香牙蕉"
- 纤维在水果中属中等水平，算不上"通便专业户"
- 天然能量棒，运动前后来一根，方便又美味
- 孕妇吃点不错，香蕉中富含的维生素 B_6 对改善孕吐有一定帮助
- 低 GI 水果，但糖分高，糖尿病人还是要控制量，每次可以吃半根
- 钾含量在水果中居前列，肾病和高钾血症患者要注意
- 可能有人对香蕉过敏

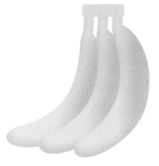

82kcal/100g

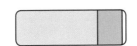

○ 水分　○ 碳水化合物　○ 其他

120g（1 根北蕉）		
GI	低	51
热量	5%	98kcal
蛋白质	3%	1.8g
碳水化合物	9%	27g
– 膳食纤维	8%	2g
脂肪	0%	0g
维生素 B_6	36%	0.5mg
维生素 C	13%	13mg
钾	22%	442mg
镁	10%	29mg

% 营养素参考值
数据源：中国台湾地区食品成分资料库

柚子 *Pummelo*

水果

- 金黄色、红色果肉的柚子，类胡萝卜素含量更丰富
- ☑ 低热量、低糖、低 GI，适合糖尿病患者或需要减肥的人群
- ☑ 富含维生素 C，含量是苹果的十多倍
- ❗ 安全起见，吃降压药、他汀类降脂药期间不要吃柚子

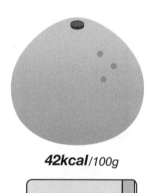

42kcal/100g

○ 水分　● 碳水化合物　○ 其他

100g（1 瓣柚子）		
GI	低	25
热量	2%	*42kcal*
蛋白质	1%	*1g*
碳水化合物	3%	*9.5g*
－ 膳食纤维	2%	*0.4g*
维生素 C	22%	*22mg*
钾	6%	*119mg*

% 营养素参考值
数据源：中国食物成分库

蛋黄酱 *Myaonnaise*

植物油

- 基本原料是蛋黄、油和醋，1 个蛋黄可以吸收 200ml 油
- 一瓶蛋黄酱 70% 是油，拌蔬菜沙拉别挤太多
- ☑ 以不饱和脂肪酸为主，代替奶油抹面包能减少饱和脂肪摄入，有一定好处
- ❗ 有比较多的盐

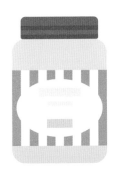

669kcal/100g

- ○ 水分　● 脂肪
- ○ 蛋白质　● 灰分

12g（1 大勺）		
热量	4%	*80kcal*
蛋白质	1%	*0.3g*
碳水化合物	0%	*0g*
脂肪	15%	*9g*
－ 饱和脂肪酸		*1.2g*
－ 单不饱和脂肪酸		*3.3g*
－ 多不饱和脂肪酸		*3.8g*
胆固醇		*17mg*
维生素 A	1%	*6μgRAE*
维生素 E	14%	*2mgα-TE*
维生素 K	21%	*17μg*
维生素 B_6	4%	*0.06mg*
维生素 B_{12}	2%	*0.05μg*
泛酸	1%	*0.05mg*
生物素	3%	*0.9μg*
钙	0%	*2mg*
钠	5%	*92mg*

% 营养素参考值
数据源：日本食物成分资料库 17042

黄油 *Butter*

动物油

- ◎ 算是种"乳制品"，稀奶油进一步脱水浓缩制成
- ◎ 实际上是"油"，八成是脂肪，牛奶富含的蛋白质和钙在黄油中微乎其微
- ◎ 可以冷冻保存，水分少，冷冻也不会影响口感
- ☑ 脂溶性的维生素 A、维生素 D、维生素 K 得到了保留，维生素 A 含量非常丰富
- ❗ 含较多饱和脂肪和胆固醇，饱和脂肪酸含量比猪油高不少
- ❗ 吃肉多、已经血脂异常的人，不建议常用黄油做菜或常吃烘焙糕点

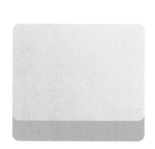

713kcal/100g

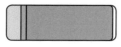

- ○ 水分 ● 碳水化合物
- ● 脂肪 ○ 其他

12g（1大勺发酵型黄油）		
热量	4%	*86kcal*
蛋白质	0%	*0g*
碳水化合物	0%	*0.5g*
脂肪	17%	*10g*
– 饱和脂肪酸		*6g*
– 单不饱和脂肪酸		*2g*
– 多不饱和脂肪酸		*0.3g*
胆固醇		*28mg*
维生素 A	12%	*94μgRAE*
维生素 E	1%	*0.2mgα-TE*
维生素 K	5%	*4μg*
钙	0%	*1mg*
钠	3%	*61mg*

% 营养素参考值
数据源：日本食物成分资料库 14019

大西洋鲑 *Atlantic Salmon*

水产

○ "三文鱼"是 salmon 的音译，这一词最早指的是大西洋鲑

☑ 优秀的"三高选手"，高蛋白、高脂肪、高能量，富含不饱和脂肪酸

☑ EPA 和 DHA 含量高，汞含量低，适合备孕、怀孕的妇女及婴幼儿吃，煮熟吃

☑ 鱼肉的橙色来自一种类胡萝卜素——虾青素，有极强的抗氧化性

❗ 嘌呤值不低，高尿酸血症和痛风人群要少吃，急性发作期不吃

❗ 冷熏三文鱼属容易受李斯特菌污染的高危食物，孕妇等高风险人士最好避免

100g（1 片三文鱼刺身，15g）		
嘌呤（鲑）		*119mg/100g*
热量	11%	*218kcal*
蛋白质	34%	*20.1g*
脂肪	28%	*16.5g*
– DHA		*510mg*
– EPA		*330mg*
胆固醇		*72mg*
维生素 D	80%	*8µg*
维生素 E	27%	*3.8mgα-TE*
维生素 B$_1$	16%	*0.23mg*
维生素 B$_{12}$	300%	*7.2µg*
烟酸	80%	*11.2mg*
泛酸	26%	*1.3mg*
磷	34%	*240mg*
钾	19%	*370mg*
镁	9%	*27mg*
锌	5%	*0.5mg*
碘	4%	*5µg*
硒	32%	*19µg*

% 营养素参考值
数据源：日本食物成分资料库 10144

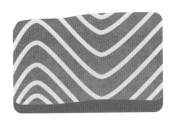

218kcal/100g

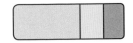

○ 水分 ○ 蛋白质 ● 脂肪

河蟹 *River Crab*

水产

- 🔵 蟹黄、蟹膏确实富含胆固醇，但蟹黄份量也不多，过节吃一只不用太紧张
- 🔵 按一只母蟹 8g 蟹黄计，大约含 20mg 胆固醇，相当于 1/10 个鸡蛋黄
- 🔵 孕妇可以吃蟹肉，只要不过敏，食材新鲜卫生、做熟吃，就没问题
- ☑ 蟹黄、蟹膏还富含 DHA、EPA、铁、锌、维生素 D 等营养素
- ☑ 蟹肉低脂肪高蛋白，胆固醇和嘌呤含量比明虾还低些
- ❗ 蟹黄、蟹膏是蟹的生殖腺和肝胰腺，容易富集重金属，建议孕妇少吃或不吃
- ❗ 不存在食物相克，最需要警惕的是死蟹、生吃
- ❗ 煮熟的螃蟹也要尽快吃，冷藏最好别超过一天，吃之前要热透

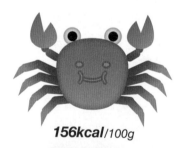

156kcal/100g

- 🔵 碳水化合物　🔵 蛋白质
- 🔵 脂肪　⚪ 其他

80g（二两左右母蟹，2 只）		
嘌呤（大闸蟹，熟）		*121mg/100g*
热量	6%	*125kcal*
蛋白质	28%	*16.8g*
碳水化合物	1%	*0.5g*
脂肪	10%	*6.2g*
胆固醇		*50mg*
维生素 E	21%	*3mga-TE*
钙	2%	*12mg*
磷	26%	*185mg*
钾	9%	*179mg*
钠	8%	*150mg*
镁	1%	*3mg*
铁	17%	*2.6mg*
锌	25%	*2.7mg*

% 营养素参考值
数据源：中国食物成分库

虹鳟 *Rainbow Trout*

水产

- 三文鱼（大西洋鲑）的平替，体形相对较小，营养和口味都不错
- 蛋白质含量跟三文鱼差不多，脂肪含量只有其一半
- 维生素 B_{12}、维生素 D、DHA 等 n-3 多不饱和脂肪酸含量比较丰富
- 汞含量低，非常适合备孕、怀孕期女性，也可以给小孩子和老人吃
- 一般是淡水养殖，感染寄生虫风险大，不能直接生吃
- 嘌呤含量较高

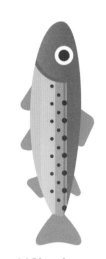

116kcal/100g

○ 水分　○ 蛋白质　● 脂肪

100g（1条3斤，可食部分2斤左右）

项目	%	含量
嘌呤		181mg/100g
热量	6%	116kcal
蛋白质	34%	20.1g
脂肪	8%	4.6g
– DHA		550mg
– EPA		140mg
胆固醇		72mg
维生素 D	120%	12μg
维生素 E	9%	1.2mgα-TE
维生素 B_1	15%	0.21mg
维生素 B_{12}	250%	6μg
烟酸	52%	7.3mg
泛酸	33%	1.63mg
磷	34%	240mg
钾	19%	370mg
镁	9%	28mg
锌	5%	0.6mg

% 营养素参考值
数据源：日本食物成分资料库 10148

鸡翅 *Chicken Wing*

禽畜肉

- ◎ 煲鸡翅时加点醋，的确可以提高骨钙溶出
- ☑ 含有比较多的胶原蛋白，炖煮之后可以让汤汁变黏稠
- ❗ 肉少脂肪多，热量较高，减肥人士别贪吃
- ❗ 煎、烤鸡翅可以利用鸡皮自带的油脂，不用额外放油，避免摄入更多热量

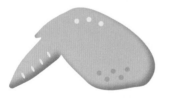

207kcal/100g

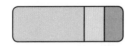

○ 水分　○ 蛋白质　○ 脂肪

30g（1只带骨约60g）		
嘌呤		*138mg/100g*
热量	3%	*62kcal*
蛋白质	9%	*5.2g*
脂肪	8%	*5g*
胆固醇		*36mg*
维生素 A	2%	*15μgRAE*
维生素 K	18%	*14μg*
维生素 B_6	6%	*0.09mg*
维生素 B_{12}	6%	*0.15μg*
烟酸	17%	*2.4mg*
泛酸	5%	*0.25mg*
磷	7%	*48mg*
钾	3%	*63mg*
镁	2%	*5mg*
硒	7%	*4μg*

% 营养素参考值
数据源：日本食物成分资料库 11285

明虾 *Shrimp*

水产

- 虾线是虾的肠道，虽然感觉脏脏的，但做熟吃是安全的
- 用 3% 左右浓度的盐水解冻，可以让冷冻虾仁口感更好
- 只要对海鲜不过敏，生病了也可以吃虾，但要注意烹饪方式
- 低脂肪、高蛋白食材，碘含量在海鲜中属于较低一档
- 疾病状态下需遵医嘱适度加强蛋白质摄入，一些鱼虾是非常好的选择
- ! 胆固醇及嘌呤含量较高，高胆固醇、高尿酸人士食用要节制

20g（1尾）		
嘌呤		*273mg/100g*
热量	1%	*18kcal*
蛋白质	7%	*4g*
脂肪	0%	*0.06g*
胆固醇		*32mg*
维生素 E	3%	*0.4mgα-TE*
维生素 B$_{12}$	17%	*0.4µg*
烟酸	9%	*1.2mg*
叶酸	3%	*9µg*
泛酸	2%	*0.1mg*
– DHA		*4mg*
– EPA		*4mg*
磷	9%	*60mg*
钾	4%	*72mg*
镁	3%	*9mg*
锌	3%	*0.3mg*
铜	13%	*0.1mg*

%. 营养素参考值
数据源：日本食物成分资料库 10327

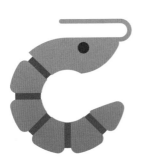

89kcal/100g

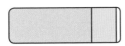

○ 水分 ○ 蛋白质 ○ 脂肪

番薯 *Sweet Potato*

淀粉类蔬菜及其制品

- ◎ 亦称"甘薯""红薯"等，黄色和橙红色源于胡萝卜素，颜色越深，含量越高
- ◎ 番薯发芽不会产生毒性，但淀粉被消耗，口感会变差
- ☑ 番薯叶是营养丰富的深色蔬菜，钙含量特别丰富
- ☑ 黄肉型番薯含糖量高，甜度大，是烤番薯的不二选择
- ☑ 红肉番薯是 β - 胡萝卜素含量最高的食物之一，小半个就能满足一天的维生素 A 需求
- ☑ 烤番薯纤维更丰富，部分淀粉在烘烤过程中转化为有膳食纤维特性的抗性淀粉
- ❗ 烤红薯的可溶性糖更多，是高 GI 食物，糖尿病患者多吃不利于血糖控制
- ❗ 草酸含量高，肾结石患者吃红薯后多喝水，并避免同时吃高维生素 C 食物

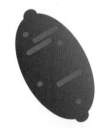

109kcal/100g

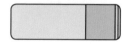

- ○ 水分
- ○ 碳水化合物
- ○ 蛋白质
- ○ 灰分

140g（1个，iPhone 5 手机大小）		
GI（蒸）	低	51
热量	8%	153kcal
蛋白质	4%	2.5g
碳水化合物	12%	35.6g
－ 膳食纤维	14%	3.4g
脂肪	1%	0.3g
维生素 A	184%	1469μgRAE
维生素 B$_1$	14%	0.2mg
维生素 B$_2$	4%	0.06mg
维生素 C	42%	42mg
烟酸	6%	0.8mg
钙	4%	35mg
磷	10%	73mg
钾	21%	420mg
镁	11%	32mg

% 营养素参考值
数据源：中国台湾地区食品成分资料库

胡萝卜 *Carrot*

深色蔬菜

- ✅ 胡萝卜素含量最丰富的蔬菜之一，紫色品种还富含花青素
- ✅ 胡萝卜素和花青素对眼睛有一定保护作用，β-胡萝卜素还可在人体内转化为维生素 A
- ✅ 身体吸收胡萝卜素时需要脂肪帮忙，但吃胡萝卜不一定要用油炒，在肠胃里遇到其他食物的油脂，就足够帮它吸收了
- ✅ 吃起来有甜味，是健康的碳水化合物来源，糖尿病人可以自由食用

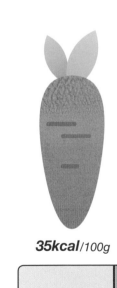

35kcal/100g

○ 水分　○ 碳水化合物　○ 其他

145g（1根，长约12cm）		
GI	低	*39*
热量	3%	*51kcal*
蛋白质	2%	*1g*
碳水化合物	5%	*13.5g*
－ 膳食纤维	16%	*4g*
脂肪	1%	*0.3g*
维生素 A	131%	*1044µgRAE*
维生素 K	31%	*25µg*
维生素 B_1	7%	*0.1mg*
维生素 B_2	7%	*0.1mg*
维生素 B_6	7%	*0.1mg*
叶酸	9%	*31µg*
泛酸	10%	*0.5mg*
钙	5%	*41mg*
磷	62%	*435mg*
镁	5%	*15mg*

% 营养素参考值
数据源：日本食物成分资料库 06212

南瓜 *Squash*

深色蔬菜

- 又叫倭瓜、中国南瓜，跟北瓜一样老家都在美洲
- 水分多、肉质粗、淀粉少、热量低、难担主食大任，但是不错的蔬菜
- 含有丰富的粗纤维和果胶，维生素 C 含量跟番茄相当，还有较多的类胡萝卜素
- 烹饪简单，不加盐也好吃，高钾低钠，对控制血压和骨骼健康都好
- 南瓜藤也是营养丰富的深色蔬菜
- ! 蛋白质偏低，热量太低，长期以南瓜当饭，能量亏空太大，也容易营养不良

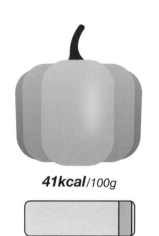

41kcal/100g

○ 水分 ● 碳水化合物 ○ 蛋白质

270g（1 个约 2500g）		
热量	6%	*111kcal*
蛋白质	7%	*4.3g*
碳水化合物	10%	*29.4g*
－ 膳食纤维	30%	*7.6g*
脂肪	5%	*3g*
维生素 A	20%	*162μgRAE*
维生素 E	41%	*5.8mgα-TE*
维生素 B$_6$	21%	*0.3mg*
维生素 C	43%	*43mg*
烟酸	17%	*2.4mg*
叶酸	62%	*216μg*
泛酸	28%	*1.4mg*
钙	7%	*54mg*
钾	54%	*1080mg*
镁	14%	*41mg*
铁	9%	*1.4mg*

% 营养素参考值
数据源：日本食物成分资料库 06046

笋瓜 *Winter Squash*

深色蔬菜

- **O** 又叫北瓜、西洋南瓜，口感粉糯，"板栗南瓜"一般是这个品种
- ☑ 北瓜的淀粉、可溶性糖含量比南瓜多，可以替代部分主食
- ☑ 热量比红薯低，纤维含量高，适合减重或因纤维不足便秘的人
- ☑ β-胡萝卜素含量在蔬菜中属最高档，也是叶黄素的优秀来源
- ❗ 长期大量吃，过多胡萝卜素存在皮下脂肪，会使皮肤发黄（无害，别担心）
- ❗ 果胶、南瓜多糖等成分对控制餐后血糖有益，但淀粉较多，糖尿病人需注意量

270g（1个中等大小的"贝贝"南瓜）		
GI（煮，平均）中		64
热量	11%	211kcal
蛋白质	8%	5g
碳水化合物	19%	55.6g
− 膳食纤维	38%	9.5g
脂肪	1%	0.8g
维生素 A	111%	891μgRAE
维生素 E	100%	14mgα-TE
维生素 B6	43%	0.6mg
维生素 C	116%	116mg
烟酸	36%	5mg
泛酸	32%	113μg
叶酸	34%	1.7mg
钙	5%	41mg
钾	61%	1215mg
镁	23%	68mg
铁	9%	1.4mg

% 营养素参考值
数据源：日本食物成分资料库 06048

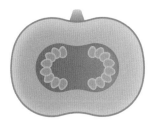

78kcal/100g

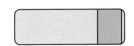

○ 水分 ● 碳水化合物 ○ 蛋白质

橙子 *Orange*

水果

- ✅ 维生素 C 含量在柑橘类居前列，胡萝卜素不及橘子一半
- ✅ 糖和热量都不算高，对体重和血糖都比较友好
- ✅ 含较多钾、纤维、类黄酮等抗氧化物，对心血管健康有益
- ❗ 不推荐榨汁，维生素 C、纤维、抗氧化物损失大，还容易摄入过多糖
- ❗ 吃橙子时别玩气球，橙子皮中含能溶解橡胶、易引爆气球的物质

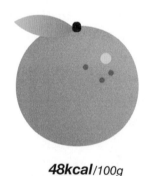

48kcal/100g

○ 水分　○ 碳水化合物　○ 其他

160g（1 个橙子）		
GI	低	43
热量	4%	77kcal
蛋白质	2%	1.3g
碳水化合物	6%	18g
－ 膳食纤维	8%	2g
脂肪	1%	0.3g
维生素 A	3%	21µgRAE
维生素 C	53%	53mg
钙	4%	32mg
钾	13%	254mg

% 营养素参考值
数据源：中国食物成分库

番木瓜 *Papaya*

水果

- 中医古籍中的木瓜为"宣木瓜"，跟番木瓜不是一回事
- 生木瓜中的木瓜蛋白酶，是嫩肉粉的主要成分
- 市场上的木瓜基本是能抗"环斑病毒"的转基因品种
- 体重友好水果，糖少热量低，粗纤维和可溶性纤维都挺多
- 维生素 C 比很多柑橘类水果都多，橙黄色果肉是富含类胡萝卜素的标志

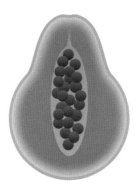

33kcal/100g

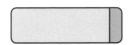

○ 水分 ● 碳水化合物

200g（半个番木瓜）		
GI（熟木瓜）	中	*60*
热量	3%	*66kcal*
蛋白质	1%	*0.4g*
碳水化合物	6%	*19g*
－ 膳食纤维	18%	*4.4g*
脂肪	2%	*1g*
维生素 A	10%	*80μgRAE*
维生素 C	100%	*100mg*
叶酸	22%	*88μg*
钾	21%	*420mg*
钠	17%	*52mg*

% 营养素参考值
数据源：日本食物成分资料库 07109

金橘 *Kumquat*

水果

- 生吃、入菜都好吃，跟肉很搭
- 瓤有点酸，皮带甜味和清香，能提取精油
- 皮里含有更多酚酸、类黄酮等抗氧化物
- 皮和瓤一起吃，轻松补纤维，一颗顶一小根香蕉
- 柑橘类水果中含糖量最高，某些品种甜度超过桂圆

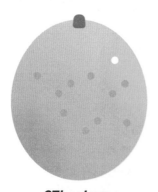

67kcal/100g

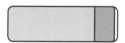

○ 水分　● 碳水化合物　○ 其他

25g（1 颗大个金橘）		
热量	1%	*17kcal*
蛋白质	0%	*0g*
碳水化合物	1%	*4g*
－ 膳食纤维	4%	*1g*
脂肪	0%	*0g*
维生素 A	0%	*3μgRAE*
维生素 C	12%	*12mg*
钙	3%	*20mg*

% 营养素参考值
数据源：日本食物成分资料库 07056

橘子 *Mandarin Orange*

水果

- ✅ 维生素 C 含量在柑橘类中偏低，但也秒杀苹果和梨
- ❗ 胡萝卜素远超其他柑橘类水果，吃太多皮肤可能会暂时变黄
- ❗ 含糖量比橙子高些，其中一半多是蔗糖，尿酸高的人别贪吃
- ❗ 糖多且有机酸丰富，吃太多刺激口腔黏膜，可能引起"上火"
- ❗ 吃橘子时别玩气球，皮中含能溶解橡胶、引爆气球的物质

51kcal/100g

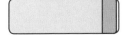

○ 水分　● 碳水化合物　○ 其他

80g（1 个中等大小的橘子）		
GI	低	**43**
热量	2%	**41kcal**
蛋白质	1%	**0.6g**
碳水化合物	0%	**10g**
－ 膳食纤维	1%	**0.3g**
脂肪	0%	**0g**
维生素 A	5%	**40μgRAE**
维生素 C	22%	**22mg**
钙	4%	**28mg**
钾	6%	**123mg**

% 营养素参考值
数据源：中国食物成分库

芒果 *Mango*

水果

- 没有止血作用，只要不过敏，经期想吃就吃，不必担心
- 不必放冰箱，否则果皮很快会出现黑斑，口感风味也会受损
- 维生素 C 含量丰富，类胡萝卜素含量也很高
- 糖含量属于中上水平，血糖高的人注意摄入量
- 市售芒果干多半加了糖，别吃个不停
- 对芒果过敏者最好避免吃／接触芒果和芒果汁，或请人去皮切小块，少量食用

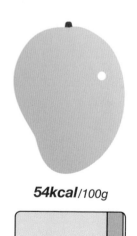

54kcal/100g

○ 水分　● 碳水化合物　○ 其他

200g（约 4 个小台农芒果）		
GI	中	*55*
热量	5%	*108kcal*
蛋白质	2%	*1.2g*
碳水化合物	10%	*29g*
－ 膳食纤维	9%	*2.2g*
脂肪	1%	*0.4g*
维生素 A	12%	*97μgRAE*
维生素 E	20%	*2.8mgα-TE*
维生素 B₆	29%	*0.4mg*
维生素 C	28%	*28mg*

% 营养素参考值
数据源：中国台湾地区食品成分资料库

枇杷 *Loquat*

水果

- ◎ 枇杷止咳糖浆是枇杷叶做的"周边产品"，并不含果肉
- ✓ 含糖量在 10% 左右，热量跟橙子差不多
- ✓ 胡萝卜素的良好来源，尤其是果肉颜色深的品种
- ！ 用枇杷果肉、蜂蜜等自制的枇杷膏，可以当甜点吃，但不建议长期大量食用
- ！ 不要吃果核，蔷薇科水果种子含氰苷，吃多了会中毒
- ！ 含较多山梨糖醇，有缓泻作用，容易腹泻的人一次别吃太多

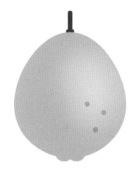

41kcal/100g

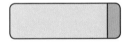

○ 水分　● 碳水化合物

35g（1 颗枇杷，超大果）		
热量	1%	**14kcal**
蛋白质	0%	**0.1g**
碳水化合物	1%	**3.7g**
－ 膳食纤维	2%	**0.6g**
脂肪	0%	**0g**
维生素 A	3%	**24μgRAE**
维生素 C	2%	**2mg**
钾	3%	**56mg**
镁	2%	**5mg**

% 营养素参考值
数据源：日本食物成分资料库 07114

柿饼 *Dried Presimmon*

水果

⊙ 白霜是晒柿饼过程中析出的糖，主要是果糖和葡萄糖

✓ 类胡萝卜素、纤维和糖分都能得到很好保留

! 维生素 C 损失多，抗氧化物含量也大大减少

! 身材缩小但能量不减，一天别超俩

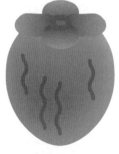

274kcal/100g

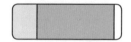

○ 水分　○ 碳水化合物　○ 其他

50g（约为 1 个富平柿饼，大果）		
热量	7%	137kcal
蛋白质	1%	1g
碳水化合物	12%	36g
－ 膳食纤维	28%	7g
脂肪	1%	1g
维生素 A	8%	60μgRAE
维生素 C	1%	1mg
叶酸	9%	35μg
钾	17%	335mg
锰	25%	0.7mg

% 营养素参考值
数据源：日本食物成分资料库 07051

柿子 *Persimmon*

水果

⊙ 胡萝卜素比秋天其他常见水果高，抗氧化，对眼睛、皮肤都有益

☑ 含糖量高，血糖高的人少量尝一尝可以，别贪吃

❗ 未成熟的柿子鞣酸含量较高，尽量放到成熟后再吃，最好不要空腹吃

❗ 有胃酸分泌过多、胃溃疡等胃部病症的人别贪吃，可能造成腹痛等不适

200g（1个较大个甜柿）		
GI	低	50
热量	6%	120kcal
蛋白质	0%	1g
碳水化合物	11%	32g
– 膳食纤维	13%	3.2g
– 葡萄糖		9.6g
– 果糖		9g
– 蔗糖		7.6g
脂肪	1%	0.4g
维生素 A	9%	70µgRAE
维生素 C	140%	140mg
钾	17%	340mg
锰	33%	1mg

% 营养素参考值
数据源：日本食物成分资料库 07049

60kcal/100g

○ 水分 ◐ 碳水化合物 ○ 其他

网纹甜瓜 *Cantaloupe*

水果

- 羊角蜜、哈密瓜、白兰瓜，本质上是同一种瓜，都属于葫芦科黄瓜属的甜瓜

- 吃着甜，但含糖量比苹果、葡萄低

- 维生素 C 高于苹果、梨等常见水果

- 橙肉甜瓜的类胡萝卜素超丰富，孕期吃有助于保证充足的维生素 A

- 粗糙的表面有助于细菌滋生，建议用流水刷洗干净后再切开吃

- 发苦的地方不要吃，含葫芦素，过量会中毒；西葫芦等葫芦科瓜果都有类似问题

- 花粉过敏的人有更高概率对甜瓜也过敏

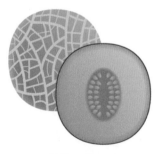

45kcal/100g

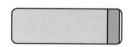

○ 水分 ● 碳水化合物 ○ 其他

250g（1/4 个网纹瓜，橙肉品种）		
GI	中	65
热量	6%	113kcal
蛋白质	4%	2.5g
碳水化合物	9%	26g
－ 膳食纤维	5%	1.3g
维生素 A	94%	750μgRAE
维生素 C	63%	63mg
叶酸	15%	60μg
钾	44%	875mg

% 营养素参考值
数据源：日本食物成分资料库 07174

杏 *Apricot*

水果

- ☑ 胡萝卜素含量最丰富的水果之一，橙色果肉就是最好的证明
- ☑ 低 GI 水果，含糖量也不高，适合糖尿病人吃
- ☑ 酸甜耐嚼的杏干也是不错的加餐零食，搭配坚果，控糖效果明显
- ☑ 杏干的含糖量低于大部分水果干，纤维是葡萄干的 2 倍多
- ❗ 含较多山梨糖醇，通便效果不错，但注意别多吃

37kcal/100g

○ 水分 ● 碳水化合物 ○ 其他

35g（1 颗）		
GI	低	*34*
热量	1%	*13kcal*
蛋白质	1%	*0.4g*
碳水化合物	1%	*3g*
－ 膳食纤维	2%	*0.6g*
脂肪	0%	*0.1g*
维生素 A	5%	*42µgRAE*
维生素 C	1%	*1mg*
钙	0%	*3mg*
钾	4%	*70mg*
镁	1%	*3mg*

% 营养素参考值
数据源：日本食物成分资料库 07007

你吃的是哪种"豆"？

落花生属

油脂含量最丰富，一般归为"坚果"类；蛋白质含量也很高，是不错的植物蛋白来源。

大豆属

蛋白质和油脂都很丰富，淀粉较少。优质蛋白来源，也是重要的油料作物。

菜豆属

紫花芸豆

红腰豆

落花生

黑大豆

白花芸豆

奶花芸豆

青大豆

虎豆

黄大豆

白腰豆

棉豆

干豆

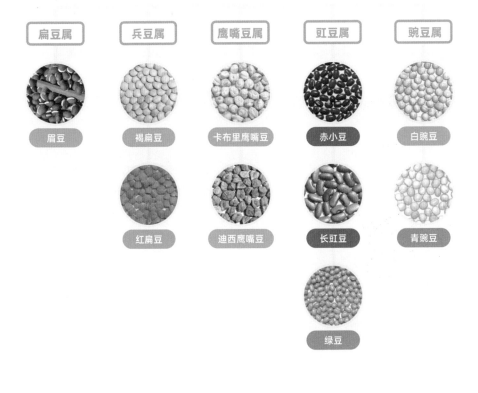

扁豆属	兵豆属	鹰嘴豆属	豇豆属	豌豆属
眉豆	褐扁豆	卡布里鹰嘴豆	赤小豆	白豌豆
	红扁豆	迪西鹰嘴豆	长豇豆	青豌豆
			绿豆	

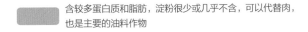

含较多蛋白质和脂肪，淀粉很少或几乎不含，可以代替肉，也是主要的油料作物

淀粉含量高，同时也有较多蛋白质，适合做主食的"杂豆"

图片来源：公益财团法人日本豆类协会 https://www.mame.or.jp

绿豆 *Mung Bean*

淀粉类种子、果实

- ☑ 营养丰富的杂粮，可适量替代细粮，对体重、血糖、血脂都有益
- ☑ 夏天喝绿豆汤，能补充出汗丢失的无机盐和 B 族维生素，相当于"运动饮料"
- ☑ 丰富的多酚类物质有抗氧化作用，对应付暑热的应激状态也有帮助
- ❗ 高蛋白高纤维，且含有不易消化的低聚糖，肠胃不好的人注意适量
- ❗ 吃不完及时放冰箱，营养丰富易滋生细菌

50g（1/3 杯，200ml 电饭锅量米杯）		
GI（泡 20min，煮）低		31
热量	8%	160kcal
蛋白质	22%	13g
碳水化合物	10%	30g
− 膳食纤维	28%	7g
脂肪	1%	0.8g
维生素 K	23%	18µg
维生素 B_1	25%	0.35mg
维生素 B_6	19%	0.26mg
烟酸	22%	3.1mg
叶酸	66%	230µg
泛酸	17%	0.83mg
磷	23%	160mg
钾	33%	650mg
镁	25%	75mg
铁	20%	3mg

% 营养素参考值
数据源：日本食物成分资料库 04071

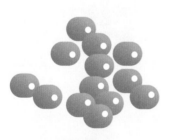

319kcal/100g

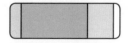

- ○ 水分
- ○ 碳水化合物
- ○ 蛋白质
- ○ 其他

银杏 *Ginkgo*

淀粉类种子、果实

- 外壳是洁白的，所以还有别名叫"白果"
- 淀粉类坚果，淀粉含量比土豆还高
- 含较多支链淀粉，软糯口感在坚果中独此一家
- 和其他坚果相比，特别富含类胡萝卜素
- 捡白果最好戴手套，外皮含白果酸等物质，可能引发皮炎
- 勿吃生白果，含氰化物等多种毒素，煮熟可去除一部分，但也别贪吃
- 成人最好控制在一捧内，儿童别超过 10 颗，不建议给 5 岁以下小孩吃

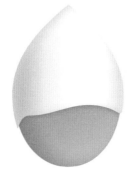

171kcal/100g

- ○ 水分
- ○ 蛋白质
- ○ 碳水化合物
- ● 脂肪

25g（约 10 粒）		
热量	2%	*43kcal*
蛋白质	2%	*1.2g*
碳水化合物	3%	*8.7g*
－ 膳食纤维	2%	*0.4g*
脂肪	1%	*0.4g*
维生素 A	0%	*6μgRAE*
维生素 E	6%	*0.8mgα-TE*
维生素 C	6%	*6mg*
维生素 B$_1$	5%	*0.07mg*
钾	9%	*118mg*

% 营养素参考值
数据源：日本食物成分资料库 05008

蚕豆 *Broad Bean*

蔬菜

☑ 豆类中蛋白质含量仅次于大豆，铁含量比瘦牛肉还高

☑ 七八个豆荚就能满足一天 10% 的维生素 K、维生素 C、维生素 B₁ 及叶酸的需求

☑ 含较多淀粉，吃了加蚕豆的菜，米饭等主食可以少吃几口

❗ 干蚕豆油煎制成的兰花豆或怪味豆，高油高盐，营养价值大打折扣

❗ 蚕豆病 * 患者应避免食用新鲜蚕豆及蚕豆制品，避免接触蚕豆花粉

* 蚕豆病是一种先天遗传疾病，患者体内缺乏某种酶，吃蚕豆会发病；我国新生儿疾病筛查中包含这一项，如果正常就无须担心。

9g（1 个豆荚，3 粒蚕豆）		
热量	0%	*9kcal*
蛋白质	2%	*1g*
碳水化合物	0%	*1.4g*
－ 膳食纤维	1%	*0.2g*
脂肪	0%	*0g*
维生素 A	0%	*2μgRAE*
维生素 K	3%	*2μg*
维生素 B₁	2%	*0.03mg*
维生素 B₂	2%	*0.03mg*
维生素 B₆	1%	*0.02mg*
维生素 C	2%	*2mg*
叶酸	3%	*11μg*
钙	0%	*2mg*
钾	2%	*40mg*
镁	1%	*3mg*
铁	1%	*0.2mg*

% 营养素参考值
数据源：日本食物成分资料库 06124

102kcal/100g

○ 水分　○ 碳水化合物　○ 蛋白质

黄瓜 *Cucumber*

蔬菜

☑ 营养不算丰富，但夏天补水不错，1 根黄瓜半杯水

☑ 1 根黄瓜的钾含量相当于 1 根香蕉，但能量只有其 1/3

❗ 减肥时可以敞开吃，但别只吃它，注意营养搭配

13kcal/100g

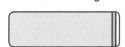

○ 水分　● 碳水化合物　○ 其他

200g（1 根黄瓜，带皮）		
热量	1%	*26kcal*
蛋白质	3%	*2g*
碳水化合物	2%	*6g*
－ 膳食纤维	9%	*2.2g*
脂肪	0%	*0g*
维生素 A	7%	*56µgRAE*
维生素 K	85%	*68µg*
维生素 C	28%	*28mg*
叶酸	13%	*50µg*
钾	20%	*400mg*

% 营养素参考值
数据源：日本食物成分资料库 06065

苦瓜 *Bitter Melon*

蔬菜

- 苦味来自"苦瓜苷"，不同于苦丝瓜、苦葫芦，苦瓜没有毒
- 苦瓜苷等苦瓜提取物有制药潜力，但目前没有证据证明吃苦瓜能降血糖
- 维生素 C、膳食纤维、钾在同类蔬菜中名列前茅
- 多吃点蔬菜对降低餐后血糖有帮助，苦瓜或其他蔬菜都可以

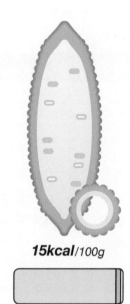

15kcal/100g

○ 水分　● 碳水化合物　○ 其他

200g（1 根中等大小苦瓜）		
热量	2%	*30kcal*
蛋白质	3%	*2g*
碳水化合物	3%	*7.8g*
－ 膳食纤维	21%	*5.2g*
维生素 A	4%	*34μgRAE*
维生素 K	103%	*82μg*
维生素 C	152%	*152mg*
叶酸	36%	*144μg*
泛酸	15%	*0.74mg*
钾	26%	*520mg*

% 营养素参考值
数据源：日本食物成分资料库 06205

毛豆仁 *Vegetable Soybean*

蔬菜

☑ 兼具蔬菜和豆制品的特点，当菜当零食都不错

☑ 非常适合素食者、健身减肥人群、女性、高血压等慢病人群食用

☑ 蛋白质含量和鸡蛋差不多，氨基酸种类齐全，是不错的蛋白质来源

☑ 钾、镁、钙等矿物质含量丰富，维生素 B_1 和叶酸含量在蔬菜中居前列

☑ 谷氨酸、丙氨酸等呈鲜物质很丰富，加上有较多蔗糖，水煮就鲜甜可口

❗ 纤维丰富，且含有较多大豆低聚糖，吃多了容易胀气、放屁

15g（10 个豆荚）		
热量	1%	*19kcal*
蛋白质	3%	*1.8g*
碳水化合物	0%	*1.3g*
－ 膳食纤维	3%	*0.8g*
脂肪	2%	*1g*
维生素 A	0%	*3μgRAE*
维生素 B_1	4%	*0.05mg*
维生素 B_2	14%	*0.2mg*
维生素 B_6	14%	*0.2mg*
维生素 C	4%	*4mg*
叶酸	14%	*48μg*
钙	1%	*9mg*
磷	4%	*26mg*
钾	4%	*89mg*
镁	3%	*9mg*
铁	3%	*0.4mg*

% 营养素参考值

数据源：日本食物成分资料库 06015

125kcal/100g

○ 水分　○ 碳水化合物
○ 蛋白质　● 脂肪

芹菜 *Celery*

蔬菜

- ◉ 光吃叶柄不吃叶子，有点可惜
- ☑ 芹菜叶富含胡萝卜素，B 族维生素、维生素 C、维生素 K、镁、芹菜素等含量也比叶柄多
- ☑ 芹菜中的芹菜素和香豆素对控血压有帮助，但不等于吃芹菜能降血压
- ☑ 提高钾的摄入可以降低血压，推荐高血压人群适当多吃芹菜等高钾蔬菜
- ❗ 香豆素在阳光的作用下会变成伤害皮肤的凶器，导致皮肤红肿、起水泡、变黑
- ❗ 正常吃一般没问题，如果不小心吃很多或之前有病史，安全起见还是待在室内吧
- ❗ 户外勿乱折野草，很多植物含香豆素，接触它们的汁液后晒到太阳也会引发皮炎

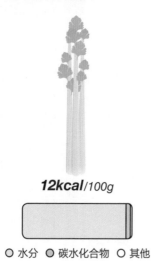

12kcal/100g

○ 水分　◉ 碳水化合物　○ 其他

100g（1 根西芹秆）		
热量	1%	*12kcal*
蛋白质	1%	*0.4g*
碳水化合物	1%	*3.6g*
－ 膳食纤维	6%	*1.5g*
脂肪	0%	*0.1g*
维生素 K	13%	*10μg*
维生素 B_1	2%	*0.03mg*
维生素 B_2	2%	*0.03mg*
维生素 C	7%	*7mg*
叶酸	8%	*28μg*
泛酸	6%	*0.3mg*
钙	5%	*39mg*
磷	6%	*39mg*
钾	21%	*410mg*
钠	1%	*28mg*
镁	3%	*9mg*

% 营养素参考值
数据源：日本食物成分资料库 06119

生菜 *Lettuce*

蔬菜

- 球生菜颜色浅，综合营养成分在各种生菜中最低
- 维生素 C 很少，吃一斤球生菜还不如吃一颗乒乓球大小的抱子甘蓝
- 长叶的罗马生菜、蓬松的皱叶生菜、油麦菜（牛俐生菜）颜色更深，营养价值更高
- 颜色越深，胡萝卜素、维生素 K、叶酸等含量越多
- ! 生菜沙拉看起来量很大，但水分多体积大，其实没多少
- ! 注意沙拉酱的热量，很多沙拉酱一大半是油，热量奇高

450g（1 个球生菜）		
热量	3%	*50kcal*
蛋白质	6%	*3.6g*
碳水化合物	4%	*13g*
－ 膳食纤维	20%	*5g*
脂肪	2%	*1g*
维生素 A	33%	*266µgRAE*
维生素 K	326%	*261µg*
维生素 B$_6$	14%	*0.2mg*
维生素 C	23%	*23mg*
烟酸	14%	*2mg*
叶酸	57%	*198µg*
钙	19%	*153mg*
磷	19%	*135mg*
钾	59%	*1170mg*
镁	15%	*45mg*
锌	5%	*0.5mg*

% 营养素参考值
数据源：日本食物成分资料库 06312

11kcal/100g

○ 水分　● 碳水化合物　○ 其他

丝瓜 *Sponge Gourd*

蔬菜

☑ 滑滑的口感来自多糖，是种可溶性纤维，有助于肠道蠕动

❗ 丝瓜发苦不要吃，含葫芦素，过量摄入会中毒

❗ 常温下容易失水，低温容易发生冷害，应尽快食用

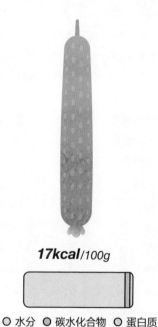

17kcal/100g

○ 水分 ○ 碳水化合物 ○ 蛋白质

250g（1根丝瓜）		
热量	2%	*43kcal*
蛋白质	5%	*3g*
碳水化合物	3%	*10g*
－ 膳食纤维	12%	*3g*
脂肪	0%	*0g*
维生素 B$_6$	14%	*0.2mg*
维生素 C	16%	*16mg*
叶酸	25%	*98µg*
钾	15%	*293mg*

% 营养素参考值
数据源：中国台湾地区食品成分资料库

抱子甘蓝 *Brussels Sprouts*

深色蔬菜

- 俗称"小卷心菜"，营养价值比卷心菜高
- 维生素 C、维生素 K、叶酸、蛋白质和纤维含量是卷心菜的 2 倍
- β - 胡萝卜素和叶黄素分别是卷心菜的 10 倍和 50 倍
- 所含纤维中，含有较高比例的水溶性膳食纤维
- 和其他十字花科蔬菜一样，含较多有益健康的植物化学物，比如硫苷，且硫苷含量比较多，相比西蓝花、卷心菜，味道更冲

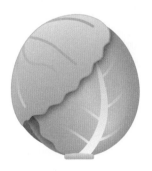

52kcal/100g

○ 水分　● 碳水化合物
○ 蛋白质　○ 其他

20g（1 大颗）		
热量	1%	*10kcal*
蛋白质	2%	*1.1g*
碳水化合物	1%	*2g*
－ 膳食纤维	4%	*1.1g*
维生素 A	2%	*12μgRAE*
维生素 E	1%	*0.1mgα-TE*
维生素 K	38%	*30μg*
维生素 B₁	3%	*0.04mg*
维生素 B₂	3%	*0.04mg*
维生素 C	32%	*32mg*
叶酸	14%	*48μg*
钙	1%	*7mg*
钾	6%	*122mg*

% 营养素参考值
数据源：日本食物成分资料库 06283

菠菜 *Spinach*

深色蔬菜

- ✅ 即使在"营养模范生"绿叶菜一族中，也是佼佼者
- ✅ β-胡萝卜素和叶黄素含量最多的蔬菜之一，这两种元素都对眼睛健康有益
- ✅ 富含硝酸盐，趁新鲜吃，有降低血压的作用
- ✅ 钾、镁含量及抗氧化能力在蔬菜中靠前，有利心血管保健
- ❗ 铁含量跟其他绿叶菜差不多，虽然高于猪肉，但是属于利用率低的非血红素铁
- ❗ 草酸含量高，泌尿结石患者、钙摄入不足的人，最好焯水后再烹饪

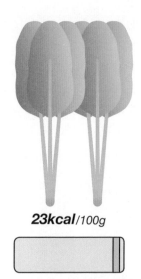

23kcal/100g

○ 水分　○ 碳水化合物　○ 蛋白质

20g（1株）		
热量	0%	*5kcal*
蛋白质	1%	*0.6g*
碳水化合物	0%	*0.6g*
－ 膳食纤维	2%	*0.5g*
脂肪	0%	*0g*
维生素 A	12%	*94µgRAE*
维生素 E	3%	*0.4mgα-TE*
维生素 K	121%	*97µg*
维生素 B$_2$	3%	*0.04mg*
维生素 C	6%	*6mg*
叶酸	11%	*39µg*
钙	3%	*20mg*
磷	1%	*10mg*
钾	6%	*112mg*
镁	5%	*16mg*
铁	3%	*0.5mg*

% 营养素参考值
数据源：美国食物成分资料库 168462

菜豆 *Green Bean*

深色蔬菜

- 作为蔬菜时，豆荚叫四季豆；成熟后的干豆子能做粮食，叫芸豆、腰豆、斑豆
- 上海菜"刀豆土豆"中的"刀豆"就是四季豆
- 中毒频率最高的嫩豆，毒性来自皂苷和植物血球凝集素
- 油豆角、扁豆也有同样问题，一定要彻底煮熟吃，不然易中毒
- 本身热量很低，但干煸会比炒制用更多油，热量大增

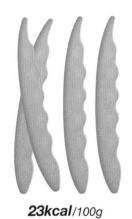

23kcal/100g

○ 水分 ● 碳水化合物 ◎ 蛋白质

8g（1根）		
热量	0%	*2kcal*
蛋白质	1%	*0.1g*
碳水化合物	1%	*0.4g*
– 膳食纤维	4%	*0.2g*
脂肪	0%	*0g*
维生素 A	0%	*4μgRAE*
维生素 K	6%	*4.7μg*
叶酸	1%	*4μg*
钙	0%	*4mg*
钾	1%	*21mg*
镁	1%	*2mg*

% 营养素参考值
数据源：日本食物成分资料库 06010

115

海带 *Kombu*

蔬菜

- ☑ 海带含叶绿素、藻黄素等天然色素，可以呈现绿、褐等不同色泽
- ☑ 钙、钾、镁的含量超过很多深色蔬菜
- ☑ 干海带表面白霜的成分是甘露醇，是一种低糖甜味剂
- ☑ 碘含量最丰富的食物，比其他食物高很多
- ☑ 海带中的褐藻胶是一种水溶性膳食纤维，含量占纤维总量一半以上
- ❗ 高盐，自带鲜味，烹饪时可以少放盐
- ❗ 膳食指南建议孕妇每周至少吃 1 次海藻类蔬菜，补碘
- ❗ 甲亢患者要忌碘，最好别吃海带；甲状腺结节患者要适碘饮食，别大量吃海带

15g 干海带（煮后约 50g）		
热量	1%	26kcal
蛋白质	2%	0.9g
碳水化合物	3%	9.7g
－ 膳食纤维	19%	4.8g
脂肪	0%	0.2g
维生素 A	3%	20µgRAE
维生素 E	3%	0.4mgα-TE
维生素 B_1	3%	0.04mg
维生素 B_2	4%	0.05mg
维生素 C	5%	5mg
叶酸	10%	36µg
钙	15%	117mg
磷	4%	27mg
钾	46%	915mg
钠	20%	390mg
镁	27%	79.5mg
碘	25000%	30000µg

% 营养素参考值
数据源：日本食物成分资料库 09017

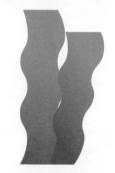

170kcal/100g

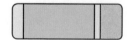

- ○ 水分　○ 碳水化合物
- ○ 蛋白质　○ 灰分

荷兰豆 *Snow Pea*

深色蔬菜

- ◎ 豌豆的一个变种，并不是未成熟的豌豆
- ◎ 不同于四季豆、油豆角等豆角，吃了没煮熟的荷兰豆也不会中毒
- ☑ 食用时以豆荚为主，淀粉含量和能量比青豌豆低很多
- ☑ 维生素 C 含量不输橙子，胡萝卜素、维生素 K、叶酸等含量也较多

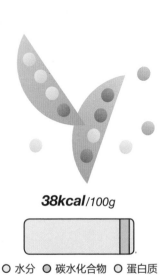

38kcal/100g

○ 水分　○ 碳水化合物　○ 蛋白质

3g（1枚）		
热量	0%	*1kcal*
蛋白质	0%	*0.1g*
碳水化合物	0%	*0.2g*
－ 膳食纤维	0%	*0.1g*
脂肪	0%	*0g*
维生素 A	0%	*1μgRAE*
维生素 K	1%	*1μg*
维生素 C	2%	*2mg*
叶酸	1%	*2μg*
钙	0%	*1mg*
钾	0%	*6mg*
镁	0%	*1mg*

% 营养素参考值
数据源：日本食物成分资料库 06020

荠菜 *Shepherd's Purse*

深色蔬菜

- ☑ 十字花科植物，春季限定野菜，美味和营养兼备
- ☑ 含较多谷氨酸、天门冬氨酸等鲜味物质，味道鲜美
- ☑ 胡萝卜素、维生素 C、维生素 B₂、钙等多种营养素含量在蔬菜中名列前茅
- ❗ 挑嫩的、新鲜的吃，若室温下存太久，硝酸盐转化为亚硝酸盐，会带来安全隐患
- ❗ 含一定量的草酸，建议焯水后再烹饪，焯烫也可以去除大部分亚硝酸盐
- ❗ 光敏性植物，有些人吃了之后晒太阳可能引起皮炎
- ❗ 纤维含量很高，肠胃弱的人别贪吃

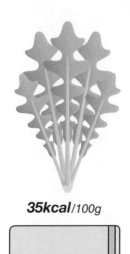

35kcal/100g

○ 水分　○ 碳水化合物　○ 蛋白质

100g（1把）		
热量	2%	*35kcal*
蛋白质	7%	*4.3g*
碳水化合物	2%	*7g*
－ 膳食纤维	22%	*5.4g*
脂肪	0%	*0.1g*
维生素 A	54%	*430μgRAE*
维生素 K	413%	*330μg*
维生素 B₂	19%	*0.27mg*
维生素 C	110%	*110mg*
叶酸	51%	*180μg*
泛酸	22%	*1.1mg*
钙	36%	*290mg*
磷	13%	*92mg*
钾	22%	*440mg*
镁	11%	*34mg*
铁	16%	*2.4mg*

% 营养素参考值
数据源：日本食物成分资料库 06200

韭菜 *Chinese Chive*

深色蔬菜

- 含多种含硫化合物，造就了它的"臭"和"香"
- 喝点牛奶对去除吃韭菜、蒜后所生口腔异味有帮助，全脂奶效果更好
- 纤维含量跟一般叶菜差不多，低于西蓝花、毛豆
- 韭黄是韭菜的另一种形态，不晒太阳，营养成分逊色很多
- ✓ 营养价值较高的深色蔬菜，但没有研究表明能"壮阳"
- ❗ 极不耐储存，很容易蔫掉，影响口感，建议趁新鲜切好后冷藏
- ❗ 含有一定量的草酸，肠胃弱、有肾结石的人可以焯水后再吃

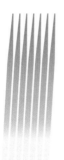

18kcal/100g

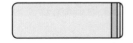

- ○ 水分
- ○ 蛋白质
- ● 碳水化合物
- ○ 其他

100g（1束）		
热量	1%	*18kcal*
蛋白质	3%	*1.7g*
碳水化合物	1%	*4g*
－ 膳食纤维	11%	*2.7g*
维生素 A	36%	*290μgRAE*
维生素 E	21%	*3mgα-TE*
维生素 K	225%	*180μg*
维生素 B$_1$	4%	*0.06mg*
维生素 B$_2$	9%	*0.13mg*
维生素 B$_6$	11%	*0.16mg*
维生素 C	19%	*19mg*
烟酸	8%	*1.1mg*
叶酸	29%	*100μg*
钙	6%	*48mg*
磷	4%	*31mg*
钾	26%	*510mg*
镁	6%	*18mg*
铁	5%	*0.7mg*
锌	3%	*0.3mg*

% 营养素参考值
数据源：日本食物成分资料库 06207

空心菜 *Water Spinach*

深色蔬菜

- 大名"蕹菜"，能种土里，也能在水里生长
- 不是"蔬菜毒王"，蔬菜检出重金属是正常的，正规渠道购买不用担心
- 营养丰富的深色蔬菜
- 钙含量不低，还有镁、钾、维生素 C、维生素 K 等有利于钙吸收的成分

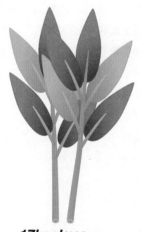

17kcal/100g

- ○ 水分 ○ 碳水化合物
- ○ 蛋白质 ○ 其他

200g（1把）		
热量	2%	*34kcal*
蛋白质	7%	*4.4g*
碳水化合物	2%	*6.2g*
－ 膳食纤维	25%	*6.2g*
脂肪	0%	*0g*
维生素 A	90%	*720µgRAE*
维生素 K	625%	*500µg*
维生素 B$_2$	29%	*0.4mg*
维生素 C	38%	*38mg*
叶酸	69%	*240µg*
钙	19%	*148mg*
钾	38%	*760mg*
镁	19%	*56mg*
铁	20%	*3mg*

% 营养素参考值
数据源：日本食物成分资料库 06298

芦笋 *Asparagus*

深色蔬菜

- 营养丰富的深色蔬菜，3 天内不吃建议焯水后冷藏，留住营养和美味
- 冷藏时，用湿纸巾包住根部并放入保鲜袋，立着放置，保鲜效果更好
- 不晒太阳的白芦笋，其胡萝卜素、类黄酮等抗氧化成分含量远低于绿芦笋
- 芦笋被消化后会产生有气味的含硫物质，改变尿液气味
- "造屁"食物。所含的低聚糖可被肠道细菌发酵、产气

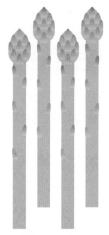

19kcal/100g

- ○ 水分　○ 碳水化合物
- ○ 蛋白质　○ 其他

15g（1根，嫩、不削皮）		
热量	0%	*3kcal*
蛋白质	1%	*0.4g*
碳水化合物	0%	*0.6g*
－ 膳食纤维	1%	*0.3g*
脂肪	0%	*0g*
维生素 A	0%	*5μgRAE*
维生素 B_1	1%	*0.02mg*
维生素 B_2	1%	*0.02mg*
维生素 C	2%	*2mg*
叶酸	8%	*29μg*
泛酸	2%	*0.1mg*
钾	2%	*41mg*

% 营养素参考值
数据源：日本食物成分资料库 06007

青豌豆 *Green Pea*

深色蔬菜

- ☑ 富含蛋白质和多种维生素，纤维含量在蔬菜中属最高档
- ☑ 10 个豆荚就能满足一天 10% 的维生素 K、维生素 C、维生素 B$_1$、叶酸的需求
- ☑ 植物甾醇含量比一般蔬菜都多，对降低胆固醇有一定帮助
- ☑ 成熟的豌豆富含淀粉，干豌豆适合当主食吃，是一种杂粮
- ☑ 煮饭时掺点儿，补充纤维和 B 族维生素，还可以氨基酸互补，提高蛋白质利用率

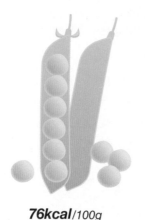

76kcal/100g

○ 水分　○ 碳水化合物　○ 蛋白质

6g（1 个豆荚，6 粒青豌豆）		
GI	低	42
热量	0%	5kcal
蛋白质	1%	0.4g
碳水化合物	0%	1g
－ 膳食纤维	2%	0.5g
脂肪	0%	0g
维生素 A	0%	2μgRAE
维生素 K	3%	2μg
维生素 B$_1$	1%	0.02mg
维生素 B$_2$	1%	0.01mg
维生素 C	1%	1mg
叶酸	1%	5μg
钙	0%	1mg
钾	1%	20mg
镁	1%	2mg
铁	1%	0.1mg

% 营养素参考值
数据源：日本食物成分资料库 06023

秋葵 *Okra*

深色蔬菜

- 红秋葵焯水后"掉色"，是因为表面含花青素，易溶于水
- 不是"植物伟哥"
- 子中含有会抑制精子活性的棉酚，但含量极低，正常吃秋葵不用担心影响生育力
- 营养价值较高的深色蔬菜，籽可以榨油
- 纤维是韭菜的两倍，还有较多可溶性纤维，对血糖、血脂有益

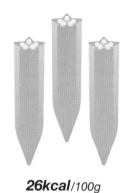

26kcal/100g

○ 水分 ● 碳水化合物 ○ 其他

100g（约5根秋葵）		
热量	1%	*26kcal*
蛋白质	3%	*2g*
碳水化合物	2%	*6.6g*
－ 膳食纤维	20%	*5g*
脂肪	0%	*0.2g*
维生素 A	7%	*56µgRAE*
维生素 K	89%	*71µg*
维生素 C	11%	*11mg*
叶酸	28%	*110µg*
泛酸	12%	*92mg*
钾	13%	*260mg*

% 营养素参考值
数据源：日本食物成分资料库 06032

茼蒿 *Crown Daisy*

深色蔬菜

- ○ 深色蔬菜中的"优秀选手"，火锅必点，独特的风味跟鱼肉、羊肉很搭
- ○ 矮矮的、叶片宽大肥厚的是"南茼蒿"，常用来做凉菜
- ○ 茼蒿中的某些成分（不是茼蒿本身）被发现有镇咳、杀虫等作用
- ☑ β-胡萝卜素含量跟菠菜相似，叶黄素的含量也很丰富
- ☑ 维生素 K、叶酸、钙、钾等含量很高，钙含量跟牛奶差不多
- ! 肾功能不全者吃这类高钾蔬菜要控制量，焯水有利于钾离子溶出

150g（1 把）		
热量	2%	30kcal
蛋白质	6%	3.5g
碳水化合物	2%	5.9g
– 膳食纤维	19%	4.8g
脂肪	1%	0.5g
维生素 A	71%	570μgRAE
维生素 E	19%	2.6mgα-TE
维生素 K	469%	375μg
维生素 B$_1$	14%	0.2mg
维生素 B$_2$	14%	0.2mg
维生素 B$_6$	14%	0.2mg
维生素 C	29%	29mg
烟酸	14%	2mg
叶酸	81%	285μg
钙	23%	180mg
钾	35%	690mg
钠	6%	110mg
镁	13%	39mg
铁	20%	3mg
碘	7%	8μg

% 营养素参考值
数据源：日本食物成分资料库 06099

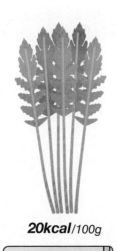

20kcal/100g

○ 水分 ○ 碳水化合物 ○ 蛋白质

西蓝花 *Broccoli*

深色蔬菜

- ⊙ 茎里含较多提鲜物质谷氨酸，不爱吃也可以用来煮蔬菜高汤
- ☑ 十字花科蔬菜中的一员，所含的硫苷类物质有潜在抗癌作用
- ☑ 钙含量优秀，还富含维生素 C、维生素 K 等有助于钙吸收的成分
- ❗ "造屁"食物，所含的低聚糖可被肠道细菌发酵，肠易激综合征（IBS）患者少吃一点好
- ❗ 硫苷有微弱的致甲状腺肿作用，会阻碍碘吸收
- ❗ 碘摄入充足的人可正常食用，无须担心，不要大量吃、生吃

160g（1 棵西蓝花的花序）		
热量	3%	59kcal
蛋白质	14%	8.6g
碳水化合物	4%	10.6g
– 膳食纤维	32%	8g
脂肪	2%	1g
维生素 A	15%	120μgRAE
维生素 K	420%	336μg
维生素 B$_1$	19%	0.27mg
维生素 B$_2$	26%	0.37mg
维生素 B$_6$	34%	0.48mg
维生素 C	224%	224mg
烟酸	23%	3.2mg
叶酸	101%	352μg
泛酸	44%	2.2mg
钙	10%	80mg
钾	37%	736mg
镁	15%	46mg
铁	13%	2mg
锌	9%	1mg

37kcal/100g

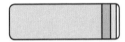

- ○ 水分
- ○ 蛋白质
- ○ 碳水化合物
- ○ 其他

% 营养素参考值
数据源：日本食物成分资料库 06263

125

香菜 *Coriand*

深色蔬菜

○ 讨厌香菜的味道可能是基因决定的，但不妨碍后天养成

☑ 营养丰富的深色蔬菜，点外卖时蔬菜不够，多加香菜也挺好

☑ 胡萝卜素含量比常见深绿色蔬菜（如油菜、西蓝花）都高

☑ 有很强的抗氧化能力，烧烤时加点儿，有助于减少糖化终末产物
（AGEs）生成

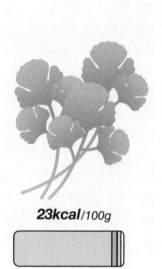

23kcal/100g

○ 水分　○ 碳水化合物
○ 蛋白质　○ 其他

100g（1束）		
热量	1%	*23kcal*
蛋白质	4%	*2.1g*
碳水化合物	1%	*3.7g*
− 膳食纤维	11%	*2.8g*
维生素 A	42%	*337μgRAE*
维生素 K	388%	*310μg*
维生素 B_1	5%	*0.067mg*
维生素 B_2	12%	*0.162mg*
维生素 B_6	11%	*0.149mg*
维生素 C	27%	*27mg*
烟酸	8%	*1.1mg*
叶酸	18%	*62μg*
钙	8%	*67mg*
钾	26%	*521mg*
镁	9%	*26mg*
铁	12%	*1.8mg*

% 营养素参考值
数据源：美国食物成分资料库 169997

香椿 *Chinese Toon Sprout*

深色蔬菜

- ✓ 和其他野菜一样，有较高的营养价值
- ✓ 多酚类成分含量很高，富含 B 族维生素、维生素 C、钙、镁等元素
- ❗ 硝酸盐及亚硝酸盐含量比一般蔬菜高，应焯水再吃
- ◉ 焯烫 0.5—1 分钟左右比较合适，焯太长时间会导致维生素 C、多酚大量流失
- ◉ 硝酸盐本身无毒，还有助于控制血压，但转化为亚硝酸盐后会带来安全隐患
- ◉ 香椿芽越嫩越新鲜，亚硝酸盐风险越小
- ◉ 如果不够新鲜，搭配其他富含维生素 C 的新鲜蔬果吃，维生素 C 能阻断亚硝酸盐变成致癌的亚硝胺的过程

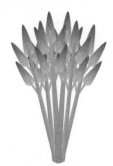

211kcal/100g

○ 水分　◐ 碳水化合物
○ 蛋白质　○ 其他

100g（1 把）		
热量	11%	*211kcal*
蛋白质	3%	*1.7g*
碳水化合物	4%	*10.9g*
– 膳食纤维	7%	*1.8g*
脂肪	1%	*0.4g*
维生素 A	15%	*117μgRAE*
维生素 E	4%	*0.57mgα-TE*
维生素 B_1	5%	*0.07mg*
维生素 B_2	9%	*0.12mg*
维生素 C	40%	*40mg*
烟酸	6%	*0.9mg*
钙	12%	*96mg*
磷	21%	*147mg*
钾	9%	*172mg*
镁	12%	*36mg*
铁	26%	*3.9mg*
锌	20%	*2.25mg*

% 营养素参考值
数据源：中国食物成分库

小白菜 *Bok Choy*

深色蔬菜

- ◎ 十字花科蔬菜，"上海青""苏州青"都属于小白菜
- ☑ 小白菜叶片颜色比大白菜深，各种营养素含量也更高
- ☑ 胡萝卜素含量特别丰富，钙含量紧追牛奶
- ❗ 十字花科蔬菜的"抗癌"成分有微弱致甲状腺肿作用，正常食用无须担心
- ❗ 国外曾发生一例连续数月生吃大量小白菜，导致甲减加重病危的病例

150g（2棵上海青）		
热量	1%	*14kcal*
蛋白质	2%	*0.9g*
碳水化合物	2%	*4.8g*
－ 膳食纤维	8%	*2g*
脂肪	0%	*0.2g*
维生素 A	32%	*255μgRAE*
维生素 K	158%	*126μg*
维生素 C	36%	*36mg*
烟酸	6%	*0.9mg*
叶酸	28%	*99μg*
泛酸	6%	*0.3mg*
钙	19%	*150mg*
磷	6%	*41mg*
钾	20%	*390mg*
镁	50%	*150mg*
铁	11%	*1.7mg*

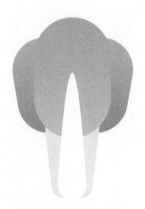

9kcal/100g

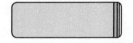

○ 水分　● 碳水化合物
○ 蛋白质　○ 其他

% 营养素参考值
数据源：日本食物成分资料库 06160

冬枣 *Jujube*

水果

- ✓ 糖多，维生素 C 多，热量高，富含纤维
- ✓ 水果中的"维生素 C 之王"，3 颗就能满足一天所需维生素 C
- ✓ 富含黄酮类物质等抗氧化物，抗氧化活性也是杠杠的
- ❗ 热量跟米饭不相上下
- ❗ 低 GI，但含糖量高，糖尿病人士莫贪吃

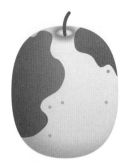

113kcal/100g

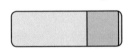

○ 水分 ● 碳水化合物 ○ 蛋白质

70g（约 5 颗冬枣的可食部分）		
GI	⑱	*42*
热量	4%	*79kcal*
蛋白质	2%	*1.3g*
碳水化合物	6%	*19.5g*
– 膳食纤维	11%	*2.7g*
脂肪	0%	*0g*
维生素 C	170%	*170mg*
钾	7%	*137mg*

% 营养素参考值
数据源：中国食物成分库

凤梨释迦 *Atemoya*

水果

○ 番荔枝（释迦）和冷子番荔枝杂交而来，跟菠萝没有关系

○ 后熟果，表皮软一半就可以吃了，口感比释迦爽脆

✓ "能量转化助手" B 族维生素的含量丰富

❗ 蛋白质比一般水果高，富含钾，肾功能不全的人别贪吃

❗ 释迦和凤梨释迦都是高糖水果，含糖量直逼榴莲

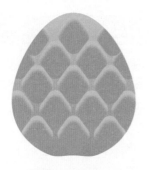

99kcal/100g

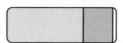

○ 水分　○ 碳水化合物　○ 其他

300g（1 个凤梨释迦）		
热量	15%	297kcal
蛋白质	8%	4.5g
碳水化合物	26%	78g
－ 膳食纤维	20%	5g
脂肪	2%	1.2g
维生素 B_1	21%	0.3mg
维生素 B_2	21%	0.3mg
维生素 B_6	45%	0.63mg
维生素 C	82%	82mg
烟酸	14%	2mg
钾	39%	774mg
镁	26%	78mg
磷	11%	78mg

% 营养素参考值
数据源：中国台湾地区食品成分资料库

猕猴桃（绿肉）*Kiwifruit*

水果

○ 少有的成熟后依然翠绿的水果，绿色来自叶绿素

✓ 维生素 C 和钾含量都位于水果前列，纤维是香蕉的 2 倍

! 后熟果，没熟的果子不要放冰箱，否则再催熟就难了

! 少数人可能对猕猴桃过敏，第一次吃要注意观察

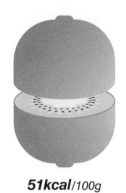

51kcal/100g

○ 水分　● 碳水化合物　○ 其他

100g（1 个绿肉猕猴桃）		
GI	低	52
热量	3%	*51kcal*
蛋白质	2%	*1g*
碳水化合物	4%	*13g*
– 膳食纤维	12%	*3g*
维生素 A	0%	*4μgRAE*
维生素 C	71%	*71mg*
叶酸	11%	*37μg*
钾	15%	*300mg*

% 营养素参考值
数据源：日本食物成分资料库 07054

牛油果 *Avocado*

水果

- <input disabled="" type="checkbox"> 水果中的异类，几乎不含糖，比猪腿肉还肥
- <input disabled="" type="checkbox"> "减肥"的吃法是用它代替肉类，或黄油等酱料
- <input checked="" disabled="" type="checkbox"> 主要成分是不饱和脂肪，脂肪酸比例和橄榄油接近
- <input checked="" disabled="" type="checkbox"> 钾和纤维含量都是水果中的佼佼者，纤维比很多粗粮都多
- <input disabled="" type="checkbox"> 后熟果，硬邦邦的生果子别着急放冰箱，否则再想要催熟就难了
- <input disabled="" type="checkbox"> 切开后容易氧化变色，可以淋几滴柠檬汁、用保鲜膜密封保存

178kcal/100g

○ 水分　○ 碳水化合物
○ 脂肪　○ 其他

120g（1个牛油果）		
热量	11%	*214kcal*
蛋白质	4%	*2.5g*
碳水化合物	3%	*9.5g*
－ 膳食纤维	27%	*6.7g*
脂肪	35%	*21g*
－ 饱和脂肪酸		*3.6g*
－ 单不饱和脂肪酸		*12g*
－ 多不饱和脂肪酸		*2.2g*
维生素 A	0%	*8µgRAE*
维生素 K	31%	*25µg*
维生素 B$_2$	17%	*0.24mg*
维生素 B$_6$	25%	*0.35mg*
维生素 C	14%	*14mg*
烟酸	20%	*2.8mg*
叶酸	29%	*100µg*
泛酸	37%	*1.86mg*
钾	35%	*708mg*

% 营养素参考值
数据源：日本食物成分资料库 07006

青枣 *India Jujube*

水果

- 老家印度，跟原产中国的大枣是完全不同的物种
- 糖少、水多、热量低，体重友好水果
- 维生素 C 含量丰富，吃一颗青枣相当于吃了一个橙子

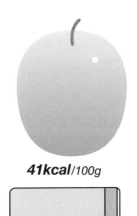

41kcal/100g

○ 水分　● 碳水化合物　○ 其他

70g（1个中等大小青枣）		
热量	1%	*29kcal*
蛋白质	1%	*1g*
碳水化合物	2%	*7.5g*
－ 膳食纤维	4%	*1.1g*
脂肪	0%	*0g*
维生素 C	26%	*26mg*
钾	7%	*134mg*

% 营养素参考值
数据源：中国台湾地区食品成分资料库

133

砂梨 *Sand Pear*

水果

- 南方名梨多为砂梨，"丰水""秋月""秋水"都是砂梨品种
- 青褐色、黄褐色果皮的多半是砂梨，皮薄汁多
- 特有的"石细胞"结构，让梨吃起来有颗粒感
- 营养物质不算特别突出，维生素 C 含量不如大白菜、土豆等蔬菜
- 含糖量属中等，而且是低 GI 食物，糖尿病患者可以适量吃
- 有较多果糖，且富含山梨醇，两种成分都容易导致腹泻
- 容易腹泻的人，吃梨喝梨汁还是悠着点好

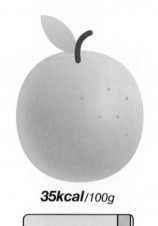

35kcal/100g

○ 水分 ○ 碳水化合物 ○ 其他

175g（丰水梨 1 个，去皮）		
GI	低	*36*
热量	3%	*61kcal*
蛋白质	2%	*0.9g*
碳水化合物	5%	*16g*
－ 膳食纤维	7%	*1.8g*
脂肪	0%	*0.2g*
维生素 C	8%	*8mg*
钾	14%	*275mg*
镁	4%	*11mg*

% 营养素参考值
数据源：中国台湾地区食品成分资料库

杨桃 *Starfruit*

水果

✅ 水分多、纤维丰富、体重友好的低热量水果

✅ 维生素 C 含量丰富，吃 1 个杨桃相当于喝 2 个柠檬的果汁 *

❗ 不耐储存，水分和维生素 C 易流失

❗ 含一种神经毒素，会损害脑和肾功能，肾功能不全的人不要吃

❗ 高血压和糖尿病患者易并发肾病，吃杨桃前要注意自己的肾功能

❗ 个别品种草酸含量较高，肾结石患者也别贪嘴

* 柠檬（去皮去籽）维生素 C 含量为 34mg/100g。数据源：中国台湾地区食品成分资料库

30kcal/100g

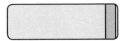

○ 水分　◉ 碳水化合物　○ 其他

150g（1 个杨桃）		
热量	2%	*45kcal*
蛋白质	1%	*1g*
碳水化合物	4%	*12.3g*
－ 膳食纤维	8%	*2g*
脂肪	0%	*0g*
维生素 C	66%	*66mg*
钾	11%	*228mg*
铜	18%	*0.14mg*

% 营养素参考值
数据源：中国台湾地区食品成分资料库

开心果 *Pistachio*

坚果、种子

- 独特的颜色来自叶绿素和叶黄素
- 单不饱和脂肪酸含量高，有利于降低"坏"胆固醇，保护心脏
- 植物甾醇含量在树坚果中最丰富，植物甾醇可以抑制胆固醇吸收
- 跟其他坚果相比，特别富含维生素 B$_6$ 和维生素 K
- 可能有人对开心果过敏
- 容易感染黄曲霉，滋生致癌毒素，来路不明的廉价开心果，避开为妙

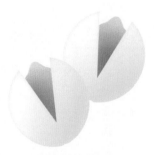

581kcal/100g

- ● 碳水化合物　○ 蛋白质
- ● 脂肪　　　　○ 其他

10g（大颗约 15 颗）		
热量	3%	*58kcal*
蛋白质	3%	*2g*
碳水化合物	1%	*2.7g*
－ 膳食纤维	4%	*1g*
脂肪	8%	*4.7g*
－ 饱和脂肪酸		*0.6g*
－ 单不饱和脂肪酸		*2.5g*
－ 多不饱和脂肪酸		*1.4g*
维生素 A	0%	*1μgRAE*
维生素 B$_1$	5%	*0.07mg*
维生素 B$_6$	7%	*0.1mg*
磷	7%	*46mg*
钾	5%	*98mg*
铜	16%	*0.13mg*

% 营养素参考值
数据源：美国食物成分资料库 1100552

南瓜子 *Pumpkin Seed*

坚果、种子

◎ 南瓜子氨酸能驱除绦虫等多种寄生虫，但打虫药方便又安全，没必要用偏方

☑ 南瓜的种子，在三大瓜子中综合营养最为优秀

☑ 蛋白质含量在坚果中排第一，补充蛋白质的良好来源

☑ 含有胡萝卜素，也是镁和锌的较好来源，镁对血压和骨健康有益

❗ 高血压人群建议选原味，避免摄入过多盐

❗ 壳可以吃，但肠胃不好的人还是量力而行吧

574kcal/100g

● 碳水化合物 ○ 蛋白质
● 脂肪   ○ 其他

10g（1把）		
热量	3%	*57kcal*
蛋白质	5%	*3g*
碳水化合物	1%	*1.5g*
– 膳食纤维	3%	*0.7g*
脂肪	8%	*4.9g*
– 饱和脂肪酸		*0.9g*
– 单不饱和脂肪酸		*1.6g*
– 多不饱和脂肪酸		*2g*
烟酸	3%	*0.44mg*
磷	17%	*117mg*
钾	4%	*79mg*
镁	18%	*55mg*
铁	5%	*0.8mg*
铜	16%	*0.13mg*

% 营养素参考值
数据源：美国食物成分资料库 1100601

蛏子 *Jackknif Clam*

水产

- ☑ 高蛋白，低脂肪，富含有益心脏健康的 n-3 脂肪酸
- ☑ 可以作为孕期补充碘、铁及 DHA、EPA 的食物选择
- ☑ 铁含量在海鲜中名列前茅，是猪肉的 4—20 倍
- ⚠ 高嘌呤食物，痛风发作期不能吃，平时也需要严格限量

100g（约 17 个中等大小蛏子肉）		
热量	2%	44kcal
蛋白质	14%	8g
碳水化合物	1%	2g
脂肪	1%	0.6g
– DHA		56mg
– EPA		119mg
胆固醇		38mg
维生素 D	10%	1μg
维生素 B_1	21%	0.3mg
维生素 B_2	10%	0.14mg
维生素 B_{12}	2458%	59μg
烟酸	18%	2.5mg
钠	30%	600mg
镁	16%	49mg
铁	27%	4.1mg
碘 *	44%	65μg
铜	27%	0.4mg

% 营养素参考值
数据源：日本食物成分资料库 10280
* 碘含量来源：中国食物成分库

44kcal/100g

○ 水分 ○ 蛋白质 ○ 脂肪

带鱼 *Cutlassfish*

水产

- 表面的银膜曾被用于制作指甲油、人造珍珠等
- 银膜是鸟嘌呤结晶，嘌呤含量极高，是鱼肉的 7 倍多
- 和其他深海鱼一样，富含对心血管有益的 n-3 多不饱和脂肪酸
- 嘌呤含量超高，痛风和高尿酸人士最好避免
- 干炸带鱼增加了油脂和热量，高温易破坏多不饱和脂肪酸、产生有害物质，不宜常吃

100g（两三块）		
嘌呤		385mg/100g
热量	12%	238kcal
蛋白质	28%	16.5g
脂肪	35%	21g
– DHA		1400mg
– EPA		970mg
胆固醇		72mg
维生素 A	7%	52µgRAE
维生素 D	140%	14µg
维生素 E	9%	1.2mgα-TE
维生素 B$_2$	50%	0.7mg
维生素 B$_6$	14%	0.2mg
维生素 B$_{12}$	38%	0.9µg
烟酸	49%	6.9mg
泛酸	12%	0.6mg
钙	2%	12mg
磷	26%	180mg
钾	15%	290mg
钠	4%	88mg
镁	10%	29mg
锌	5%	0.5mg

% 营养素参考值
数据源：日本食物成分资料库 10198

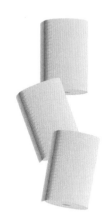

238kcal/100g

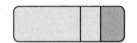

○ 水分　○ 蛋白质　● 脂肪

鸡蛋 *Egg*

蛋

- ✅ 性价比最高的优质蛋白来源
- ✅ 蛋黄不要丢，营养丰富，适量吃不会导致高血脂（一周 ≤ 7 个）
- ✅ 蛋黄中富含的胆碱能促进宝宝大脑发育、有助于降低血清胆固醇
- ❗ 鸡蛋很吸油，慢病人群吃鸡蛋建议多用蒸煮方式
- ❗ 不必迷信土鸡蛋，土鸡蛋和普通鸡蛋的营养价值相差不大
- ❗ 易被沙门氏菌等侵入污染，不建议孕妇、幼儿、老人吃溏心蛋和生鸡蛋

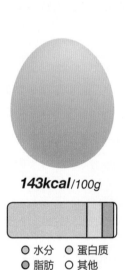

143kcal/100g

- ○ 水分　○ 蛋白质
- ● 脂肪　○ 其他

50g（1 个煮鸡蛋）		
热量	4%	*72kcal*
蛋白质	11%	*6.3g*
碳水化合物	0%	*0g*
脂肪	8%	*4.8g*
胆固醇		*186mg*
维生素 A	10%	*80μgRAE*
维生素 D	10%	*1μg*
维生素 E	4%	*0.5mgα-TE*
维生素 B$_1$	1%	*0.02mg*
维生素 B$_2$	14%	*0.2mg*
维生素 B$_{12}$	17%	*0.4mg*
胆碱	24%	*118mg*
钙	4%	*28mg*
磷	14%	*99mg*
钾	3%	*69mg*
铁	6%	*0.9mg*

% 营养素参考值
数据源：美国食物成分资料库 1100185

墨鱼 *Cuttlefish*

水产

- 又叫真乌贼、金乌贼、花枝，有 10 只"脚"
- 没有鱿鱼的"内壳"，可以从很小的洞里钻进钻出
- 营养特征跟鱿鱼类似，口感偏脆一些
- 墨鱼汁是一种"天然防腐剂"，有一定的抗菌、抗氧化功效
- 墨鱼本身脂肪含量极低，但墨鱼丸就不一定了
- 墨鱼丸是高盐食品，四五颗约含 1g 盐 *，购买时留意下配料表和营养标签
- 墨鱼丸可能是用鸡肉、猪肉做的，油脂和盐含量都会大增

* 盐吃太多对血压、皮肤都不好

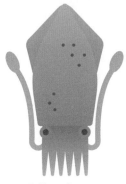

64kcal/100g

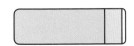

○ 水分 ○ 蛋白质 ○ 其他

100g（1/2 只金乌贼）		
热量	3%	*64kcal*
蛋白质	25%	*15g*
碳水化合物	0%	*0.1g*
脂肪	2%	*1.3g*
－ DHA		*190mg*
－ EPA		*78mg*
胆固醇		*210mg*
维生素 E	16%	*2.2mgα-TE*
维生素 B$_{12}$	58%	*1.4µg*
泛酸	10%	*0.52mg*
磷	24%	*170mg*
钾	11%	*220mg*
钠	14%	*280mg*
镁	16%	*48mg*
锌	14%	*1.5mg*
碘	3%	*4µg*
铜	56%	*0.45mg*

% 营养素参考值
数据源：日本食物成分资料库 10344

牡蛎 *Oyster*

水产

- ✅ 高水平的糖原和大量鲜味氨基酸、牛磺酸，赋予它鲜甜好滋味
- ✅ 锌最丰富的食物，缺锌可能引起小孩生长发育迟缓、男性不育
- ⊙ 市售蚝油不是牡蛎（生蚝）熬出来的，它的鲜味主要来自味精、糖、盐
- ⊙ 你吃的牡蛎可能是没有生育能力、专心扒饭长肉的"三倍体牡蛎"
- ❗ 容易积聚细菌、病毒、微塑料、重金属，处理完牡蛎及时用肥皂洗手
- ❗ 不建议生吃，尤其幼儿、老人、孕妇等高风险人士
- ❗ 嘌呤含量较高，痛风发作期不能吃，平时需要限量
- ❗ 炒菜放了蚝油就少放点盐或酱油等调味品

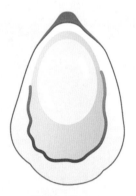

58kcal/100g

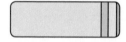

○ 水分　○ 碳水化合物
○ 蛋白质　● 脂肪

20g（1大个）		
嘌呤		185mg/100g
热量	1%	12kcal
蛋白质	2%	1.4g
脂肪	1%	0.4g
– DHA		36mg
– EPA		46mg
胆固醇		8mg
维生素 A	1%	5μgRAE
维生素 B_{12}	192%	4.6μg
磷	3%	20mg
钾	2%	38mg
钠	5%	92mg
镁	4%	13mg
锌	27%	3mg
碘	11%	13μg
铜	25%	0.2mg

% 营养素参考值
数据源：日本食物成分资料库 10292

牛奶 *Milk*

奶制品

◉ 全脂奶比脱脂奶更营养，去掉脂肪会丢掉 85% 以上的脂溶性维生素

◉ 喝牛奶后肚子不舒服可能是乳糖不耐受，可以改喝低乳糖奶或酸奶

☑ 乳制品是钙的最理想来源，注意同时补维生素 D，帮助钙吸收和骨骼生长

☑ 是 B 族维生素（尤其是维生素 B_2）的良好来源，对能量代谢和皮肤健康很重要

❗ 可能会促进痘痘的发生，特别是脱脂奶，痘痘严重的人可尝试减少奶量

❗ 透明包装的牛奶并不会更健康，维生素 B_2 等营养素容易受光线破坏

❗ 蛋白质和乳糖都是细菌的养料，不管哪种奶，开封后都请放冰箱，尽快喝完

❗ 每天喝奶 > 2 杯、有血脂异常问题、整体饮食肉类多的人，选低脂奶比较好

60kcal/100g

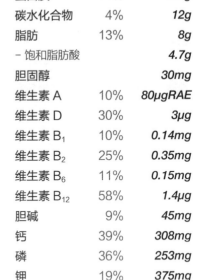

○ 水分　　◉ 碳水化物
○ 蛋白质　◉ 脂肪

250g（1 杯全脂奶）		
GI	低	27
热量	8%	150kcal
蛋白质	14%	8.2g
碳水化合物	4%	12g
脂肪	13%	8g
– 饱和脂肪酸		4.7g
胆固醇		30mg
维生素 A	10%	80μgRAE
维生素 D	30%	3μg
维生素 B_1	10%	0.14mg
维生素 B_2	25%	0.35mg
维生素 B_6	11%	0.15mg
维生素 B_{12}	58%	1.4μg
胆碱	9%	45mg
钙	39%	308mg
磷	36%	253mg
钾	19%	375mg
钠	5%	95mg
镁	10%	30mg

% 营养素参考值
数据源：美国食物成分资料库 1097512

秋刀鱼 *Saury*

水产

⦿ 高温烹饪容易破坏不饱和脂肪酸，最推荐蒸、煮，其次为烤，最不推荐油炸

☑ 虽然长得瘦长，但能量和营养素满满，高蛋白，高脂肪

☑ 是少数富含维生素 D 的食物，维生素 D 和骨骼健康、免疫都有关，很多人都缺

☑ 含有较多的 B 族维生素，尤其是维生素 B_{12}

☑ 物美价廉的"护心食物"，n-3 多不饱和脂肪酸含量极其丰富

❗ 新鲜的秋刀鱼内脏可以吃，不是无良商家偷懒（不去内脏）

❗ 中高嘌呤，痛风患者尽量避免食用，尤其是内脏

100g（1 条）		
嘌呤		208mg/100g
热量	14%	287kcal
蛋白质	30%	18g
脂肪	43%	25.6g
– DHA		2250mg
– EPA		1500mg
胆固醇		68mg
维生素 A	2%	16µgRAE
维生素 D	160%	16µg
维生素 E	12%	1.7mgα-TE
维生素 B_2	20%	0.28mg
维生素 B_6	39%	0.54mg
维生素 B_{12}	667%	16µg
钙	4%	28mg
钾	10%	200mg
镁	9%	28mg
铁	9%	1.4mg
锌	7%	0.8mg
碘	18%	22µg
硒	53%	32µg

% 营养素参考值
数据源：日本食物成分资料库 10292

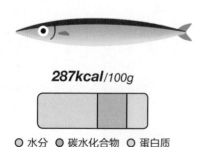

287kcal/100g

○ 水分 ● 碳水化合物 ○ 蛋白质

扇贝 *Scallop*

水产

- 月牙形状、或白或黄的是生殖腺，中间那坨白色圆柱形的是肉（贝柱）
- 贝柱铁含量不高，想要补铁推荐整个吃，铁含量是猪里脊的 2 倍
- 高蛋白，低脂肪，贝柱部分嘌呤含量在水产中属于较低水平
- 是维生素 B_{12} 等 B 族维生素和铁、锌等多种微量元素的优秀来源
- 能量饮料中常见的牛磺酸，在扇贝中含量非常丰富

100g（1 大个，带壳约 200g）		
嘌呤（干贝）		*77mg/100g*
热量	3%	*66kcal*
蛋白质	23%	*13.5g*
碳水化合物	1%	*1.5g*
脂肪	2%	*0.9g*
– DHA		*21mg*
– EPA		*82mg*
胆固醇		*33mg*
维生素 A	3%	*23µgRAE*
维生素 E	6%	*0.9mgα-TE*
维生素 B_2	21%	*0.29mg*
维生素 B_6	5%	*0.07mg*
维生素 B_{12}	475%	*11.4µg*
烟酸	24%	*3.4mg*
叶酸	25%	*87µg*
泛酸	13%	*0.66mg*
磷	30%	*210mg*
钾	16%	*310mg*
钠	16%	*320mg*
镁	20%	*59mg*
铁	15%	*2.2mg*
锌	25	*2.7mg*

% 营养素参考值
数据源：日本食物成分资料库 10311

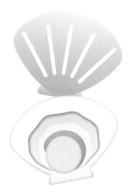

66kcal/100g

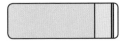

- ○ 水分　○ 蛋白质
- ● 脂肪　○ 其他

酸奶 *Yogurt*

奶制品

- ○ 常温酸奶不含活菌，想要补充肠道益生菌选冷藏的
- ○ 吃冷酸奶对身体无害，回温（不超过 45℃）后也还是好酸奶
- ☑ 牛奶发酵后，乳糖减少 30%—50%，更适合乳糖不耐受人群喝
- ☑ 发酵也提高了蛋白质、脂肪等营养素的利用率，营养密度有所提升
- ❗ 饭后喝酸奶不能减肥，吃饱了再来一杯，额外增加热量，反而有长胖风险
- ❗ 水果酸奶并没有更健康，额外加了很多糖，反而有损酸奶的营养价值

130g（1 盒全脂原味酸奶）		
GI	低	36
热量	4%	79kcal
蛋白质	8%	4.5g
碳水化合物	2%	6g
脂肪	7%	4.2g
胆固醇		17mg
维生素 A	5%	39µgRAE
维生素 D	1%	0.1µg
维生素 B_1	3%	0.04mg
维生素 B_2	14%	0.2mg
维生素 B_6	3%	0.04mg
维生素 B_{12}	21%	0.5µg
胆碱	4%	20mg
钙	20%	157mg
磷	18%	124mg
钾	10%	202mg
钠	3%	60mg
镁	5%	16mg

% 营养素参考值
数据源：美国食物成分资料库 171284

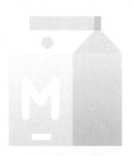

61kcal/100g

- ○ 水分　　○ 碳水化合物
- ○ 蛋白质　● 脂肪

鳕鱼 *Cod*

水产

- 超市里常见的两种"银鳕鱼"（裸盖鱼和犬牙鱼），都不是真正的鳕鱼
- 蟹肉棒里的"蟹肉"其实是明太鱼的肉，明太鱼是一种鳕鱼
- 低脂高蛋白，DHA+EPA（n-3 脂肪酸）在鱼类中也不算高
- 汞含量低，美国 FDA 将其列为每周可吃 2—3 次的"最佳选择"
- 嘌呤含量在水产中属较低水平，尿酸高的人可以适量吃
- "银鳕鱼"的汞含量较高，不宜经常吃，美国 FDA 将其列为每周可吃 1 次的选择

100g（1 块大西洋鳕鱼）		
热量	4%	*82kcal*
蛋白质	30%	*18g*
脂肪	1%	*0.7g*
– DHA		*120mg*
– EPA		*64mg*
胆固醇		*43mg*
维生素 D	10%	*1µg*
维生素 E	4%	*0.6mga-TE*
维生素 B$_1$	6%	*0.08mg*
维生素 B$_2$	5%	*0.07mg*
维生素 B$_6$	18%	*0.25mg*
维生素 B$_{12}$	38%	*0.9µg*
烟酸	14%	*2mg*
泛酸	4%	*0.2mg*
钙	2%	*16mg*
磷	29%	*203mg*
钾	21%	*413mg*
镁	11%	*32mg*
铁	3%	*0.4mg*
锌	5%	*0.5mg*

% 营养素参考值
数据源：美国食物成分资料库 171955

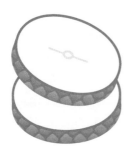

***82kcal**/100g*

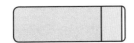

○ 水分　○ 蛋白质　○ 其他

147

鸭蛋 *Duck Egg*

蛋

🔘 脂肪含量比其他蛋多，所以咸鸭蛋黄能渗出油来，用盐腌制后，呈鲜 氨基酸增加，做上汤蔬菜时，油和盐可以省了，味鲜还健康

✅ 维生素含量总体高于鸡蛋，鸭蛋富含的维生素 B_{12} 被称为"营养神经" 的维生素

❗ 咸鸭蛋盐含量非常非常高，高血压等慢性病人群最好不吃

❗ 个头大，蛋黄占比高，一个鸭蛋黄的胆固醇 ≈ 3 个鸡蛋黄的

70g（1 个新鲜鸭蛋）		
热量	7%	*130kcal*
蛋白质	15%	*9g*
碳水化合物	0%	*1g*
脂肪	17%	*10g*
胆固醇		*619mg*
维生素 A	17%	*136µgRAE*
维生素 D	12%	*1.2µg*
维生素 E	7%	*1mgα-TE*
维生素 B_1	7%	*0.1mg*
维生素 B_2	21%	*0.3mg*
维生素 B_6	14%	*0.2mg*
维生素 B_{12}	158%	*3.8µg*
胆碱	37%	*184mg*
钙	6%	*45mg*
磷	22%	*154mg*
钾	8%	*155mg*
铁	18%	*2.7mg*

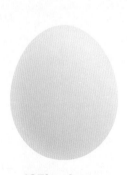

185kcal/100g

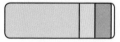

○ 水分　○ 蛋白质
● 脂肪　○ 其他

% 营养素参考值
数据源：美国食物成分资料库 172189

章鱼 *Octopus*

水产

- ⬤ 无脊椎生物中智力最高的物种，又名八爪鱼、真蛸
- ✓ 低脂高蛋白，含有牛磺酸、不饱和脂肪酸等有益心血管健康的成分
- ✓ 章鱼、乌贼等软体类，和虾、蟹等甲壳类，含有其他食物中含量较低的铜 *
- ❗ 含较多嘌呤，痛风患者吃章鱼应节制
- ❗ 胆固醇含量高于肥猪肉，但肥猪肉的高热量、高饱和脂肪对健康同样不利

* 铜负责运送氧气，脊椎动物则是利用铁

100g（约1根章鱼足）		
嘌呤		137mg/100g
热量	4%	70kcal
蛋白质	27%	16.4g
碳水化合物	0%	0.1g
脂肪	1%	0.7g
– DHA		68mg
– EPA		40mg
胆固醇		150mg
维生素 E	14%	1.9mgα-TE
维生素 B$_{12}$	54%	1.3μg
泛酸	5%	0.24mg
磷	23%	160mg
钾	15%	290mg
钠	14%	280mg
镁	18%	55mg
锌	15%	1.6mg
铜	38%	0.3mg

% 营养素参考值
数据源：日本食物成分资料库 10361

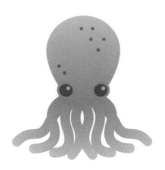

70kcal/100g

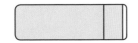

○ 水分　○ 蛋白质　○ 其他

149

大米 *Rice*

- ✅ 大米含 6%—7% 蛋白质，略低于小麦，但氨基酸平衡优于小麦
- ◎ 籼米：外形细长，直链淀粉含量高，相对升糖指数低
- ◎ 粳米：外形短些，直链淀粉含量低，煮出来的米饭弹性比籼米好
- ◎ 糯米：直链淀粉含量很少，几乎全是支链淀粉，有长粒，也有圆粒，圆粒糯米升血糖能力更猛
- ◎ 吃米饭不影响减肥，能加点杂粮更好

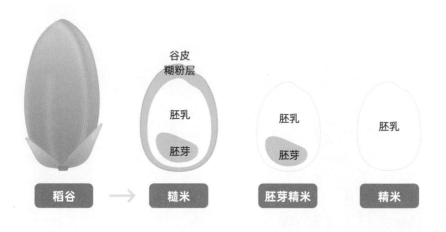

- ○ **谷皮** 纤维为主，含少量蛋白质，较多B族维生素、矿物质、植物化学物
- ● **胚乳** 淀粉为主（74%），亦含蛋白质（7—14%）
- ◗ **胚芽** 含淀粉、蛋白质、不饱和脂肪酸、B族维生素、维生素E、矿物质

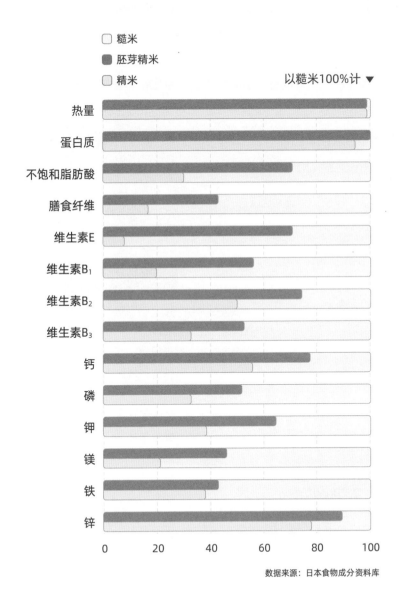

数据来源：日本食物成分资料库

白馒头 *Steamed Bread*

谷物及其制品

- 发酵面食，营养价值比面条、烙饼等不发酵面食高
- 面包、馒头冷藏容易老化变硬，冷冻更佳
- 发酵后，B 族维生素增加，植酸被分解，微量元素利用率提高
- 跟米饭比，同等淀粉含量，含更多蛋白质和 B 族维生素，尤其是烟酸
- 避免单吃白面包、白馒头等精白面粉制品，建议搭配蔬菜和蛋白质类食物

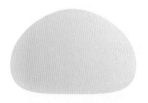

235kcal/100g

- ○ 水分　○ 碳水化合物
- ○ 蛋白质　○ 其他

100g（1个）		
GI（富强粉）	高	65 — 97
热量	12%	235kcal
蛋白质	12%	7.1g
碳水化合物	17%	50.9g
脂肪	2%	1.3g
维生素 B$_1$	7%	0.1mg
维生素 B$_2$	1%	0.02mg
烟酸	6%	0.8mg
钙	7%	58mg
钾	7%	146mg
钠	8%	165mg
镁	7%	20mg

% 营养素参考值
数据源：中国食物成分库

年糕 *Rice Cake*

谷物及其制品

- 浓缩的米饭，体积小，干货多，热量比同等重量米饭高很多
- 想要控制体重、血糖，不妨先吃蔬菜和蛋白质类食物，后吃年糕
- 糯性食物有饱腹感延迟的特点，容易吃多，不适合减肥者
- 糯米年糕升血糖十分凶猛，跟白糖差不多，高血糖人士要节制
- 注意烹饪方式，年糕＋糖＋脂肪的组合，胆囊炎、高血脂患者也应该节制
- 3 岁以下婴幼儿和高龄老人不建议吃，有造成堵塞气道的风险
- 糯小米、大黄米做的年糕也是高升糖食物

50g（火柴盒大小 1 块，糯米年糕）		
GI	高	*82*
热量	6%	*112kcal*
蛋白质	3%	*2g*
碳水化合物	8%	*25.4g*
－ 膳食纤维	1%	*0.3g*
脂肪	1%	*0.3g*
维生素 B$_1$	1%	*0.02mg*
烟酸	4%	*0.6mg*
磷	2%	*11mg*
钾	1%	*16mg*
镁	1%	*3mg*

% 营养素参考值
数据源：日本食物成分资料库 01117

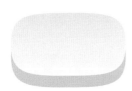

***223kcal**/100g*

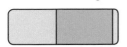

○ 水分 ○ 碳水化合物 ○ 蛋白质

藕粉 *Lotus Root Starch*

淀粉类蔬菜及其制品

✅ 不同于谷类淀粉，升血糖速度较慢，糖尿病人可以少量吃

✅ 能量高，几乎不含蛋白质，可作为肾病病人的低蛋白主食选择

❗ 纯淀粉，营养价值较低，不如直接吃鲜藕

❗ 市售藕粉可能额外加了糖，不适合作减肥代餐及血糖高的人吃

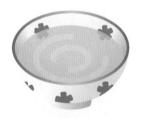

373kcal/100g

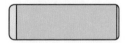

○ 水分　○ 碳水化合物　○ 其他

30g（一袋）		
GI	⬤低	*33*
热量	6%	*112kcal*
蛋白质	0%	*0g*
碳水化合物	9%	*28g*
－膳食纤维	0%	*0g*
脂肪	0%	*0g*
铁	36%	*5mg*

% 营养素参考值
数据源：中国食物成分库

燕麦 *Oatmeal*

谷物及其制品

- 🔘 可能是性价比最高、接受度最好的全谷物
- ☑️ 谷物中蛋白质含量最高的几种之一，纤维含量也居前列
- ☑️ 有很高比例的水溶性膳食纤维——β-葡聚糖，好处相当多
- ☑️ 燕麦 β-葡聚糖降血脂的作用非常明显，对降血糖、调节肠道菌群也有帮助
- ☑️ 整粒燕麦米和钢切燕麦比速食、即食燕麦片控制血糖的效果更好
- ❗ "麦片"和"燕麦片"不是一回事，推荐买配料只有"燕麦"的产品
- ❗ 燕麦有助于增强饱腹感，对减肥有帮助，但别忘了本身热量挺高，吃多了一样胖

100g（1 杯，200ml 电饭锅量米杯）		
GI（燕麦片粥） 低		55
热量	18%	350kcal
蛋白质	23%	13.7g
碳水化合物	23%	69.1g
– 水溶性膳食纤维		3.2g
– 不溶性膳食纤维		6.2g
脂肪	10%	5.7g
维生素 E	5%	0.7mgα-TE
维生素 B_1	14%	0.2mg
维生素 B_2	7%	0.1mg
烟酸	32%	4.5mg
叶酸	9%	30µg
泛酸	26%	1.3mg
钙	6%	47mg
磷	53%	370mg
钾	13%	260mg
镁	33%	100mg
铁	26%	3.9mg
锌	19%	2.1mg
硒	30%	18µg

% 营养素参考值
数据源：日本食物成分资料库 01004

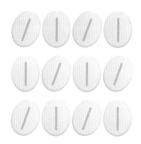

350kcal/100g

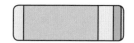

○ 水分 ○ 碳水化合物
○ 蛋白质 ● 脂肪 ○ 灰分

薏米 *Job's Tear*

谷物及其制品

⊙ 薏米不会损伤胎儿，孕妇日常吃点薏米不用紧张

⊙ 薏米油中提取的薏苡仁酯在抗癌方面被认为很有潜力

☑ 含薏米多糖和较多纤维，是一种对血糖友好的主食

☑ 脂肪含量比一般谷物高，80% 为对健康有益的不饱和脂肪酸

❗ 非优质蛋白，肾脏病人不可无节制地食用

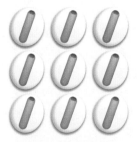

361kcal/100g

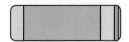

○ 水分 ○ 碳水化合物
○ 蛋白质 ○ 脂肪 ○ 灰分

50g（1/3 杯，200ml 电饭锅量米杯）		
热量	9%	*181kcal*
蛋白质	10%	*6g*
碳水化合物	12%	*36g*
－ 膳食纤维	4%	*1g*
脂肪	3%	*1.7g*
维生素 B$_1$	8%	*0.11mg*
钾	6%	*119mg*
镁	15%	*44mg*
铁	12%	*1.8mg*

% 营养素参考值
数据源：中国食物成分库

芸豆 *Kidney Bean*

淀粉类种子、果实

- ✅ 把大半主食换成杂豆能有效提高 B 族维生素、植物蛋白的供应，很适合素食者
- ✅ 高纤维，低升糖，是糖尿病人和减重人群的理想食物
- ✅ 心脏友好食物，丰富的钾、膳食纤维、叶酸有益心血管健康
- ❗ 芸豆尤其是红芸豆中含很高水平的植物血球凝集素，亦药亦毒，浸透、沸水高温彻底烹煮，可以破坏这种有毒物质

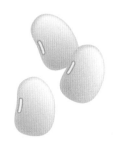

280kcal/100g

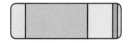

- ○ 水分 ○ 碳水化合物
- ○ 蛋白质 ○ 脂肪 ○ 灰分

50g（1/3 杯，200ml 电饭锅量米杯）		
GI	低	24
热量	7%	140kcal
蛋白质	18%	11g
碳水化合物	9%	28g
− 膳食纤维	40%	10g
脂肪	2%	1.3g
维生素 B$_1$	21%	0.3mg
维生素 B$_2$	7%	0.1mg
维生素 B$_6$	14%	0.2mg
烟酸	21%	3mg
叶酸	13%	44µg
泛酸	6%	0.3mg
钙	9%	70mg
磷	26%	185mg
钾	35%	700mg
镁	25%	75mg
铁	20%	3mg
锌	9%	1mg

% 营养素参考值
数据源：日本食物成分资料库 04007

白萝卜 *Daikon*

蔬菜

- 95% 以上都是水，谈不上营养丰富
- 靠近叶子的上端水分多，比较甜，生吃也好吃
- 下端皮厚纤维多，辣味明显，可以做爽脆的腌萝卜
- 富含淀粉酶，能助消化，生吃效果更好
- 叶子也能吃，是营养丰富的深色蔬菜

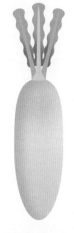

15kcal/100g

1 根约 1000g

○ 水分　● 碳水化合物

180g（1 段，直径 7cm，厚 5cm）		
热量	1%	*27kcal*
蛋白质	1%	*0.7g*
碳水化合物	2%	*7.4g*
－ 膳食纤维	10%	*2.5g*
脂肪	0%	*0.2g*
维生素 C	20%	*20mg*
叶酸	17%	*59µg*
钙	5%	*41mg*
磷	59%	*414mg*

% 营养素参考值
数据源：日本食物成分资料库 06134

百合 *Lily Bulb*

蔬菜

- ◉ 冷藏前先用厨房纸包好，再装保鲜袋，湿哒哒的容易坏
- ☑ 淀粉比很多品种的土豆还高，纤维比苹果等常见水果丰富
- ☑ 含较多果胶（一种可溶性膳食纤维），有助于促进肠道蠕动，缓解便秘
- ☑ 钾含量在蔬菜中名列前茅，钾对控制血压有帮助
- ❗ 变黄可能是酶促氧化褐变造成，不影响食用，在没有腐烂前尽快食用
- ❗ 生百合含有秋水仙碱，有一定毒性，一定要做熟吃

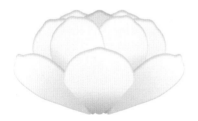

132kcal/100g

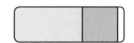

○ 水分 ○ 碳水化合物 ○ 其他

50g（1个，鲜百合）		
热量	3%	**66kcal**
蛋白质	3%	**1.9g**
碳水化合物	5%	**16.2g**
－ 膳食纤维	6%	**1.4g**
脂肪	0%	**0g**
钾	14%	**285mg**

% 营养素参考值
数据源：中国台湾地区食品成分资料库

大蒜头 *Garlic Bulb*

蔬菜

- ✅ 水溶性膳食纤维非常多，含量比秋葵、木耳都丰富
- ✅ 维生素 B_6 含量最高的蔬菜，维生素 B_6 主要参与蛋白质代谢
- ✅ 大蒜中的一些功能成分如大蒜素，有抗菌、抗氧化、抗癌、降血脂的作用
- ◉ 腌肉时可以加点蒜抑制杂菌，蒜要切碎，这样才能让大蒜素充分生成
- ◉ 大蒜"发酵"制成的黑蒜，大蒜素几乎没有，但多酚增加，抗氧化能力大大提升
- ❗ 别指望吃大蒜、黑蒜治病。哪种单一食物，都不会比均衡饮食的保健效果好
- ❗ 大蒜的刺激性气味可能会导致胃肠不适、皮炎、哮喘等
- ❗ 大蒜素等成分有一定的抗凝血作用，有出血性疾病、术后或服用某些药物的人需注意

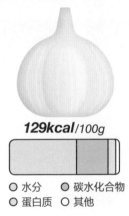

129kcal/100g

- ○ 水分
- ○ 碳水化合物
- ○ 蛋白质
- ○ 其他

60g（1头蒜）		
热量	4%	*77kcal*
蛋白质	6%	*3.8g*
碳水化合物	6%	*16.5g*
－ 水溶性膳食纤维		*2.4g*
－ 不溶性膳食纤维		*1.2g*
脂肪	1%	*0.5g*
维生素 B_1	7%	*0.1mg*
维生素 B_6	64%	*0.9mg*
维生素 C	7%	*7mg*
烟酸	7%	*1mg*
叶酸	16%	*56μg*
磷	14%	*96mg*
钾	15%	*306mg*
镁	5%	*14mg*
铁	3%	*0.5mg*
锌	5%	*0.5mg*
锰	6%	*0.17mg*

% 营养素参考值
数据源：日本食物成分资料库 06223

冬瓜 *Wax Gourd*

蔬菜

- ✅ 含水量比一般蔬菜高，补水补钾，很适合夏天吃
- ✅ 热量比黄瓜还低，维生素 C 是黄瓜 * 的 2 倍左右
- ❗ 很多凤梨酥、老婆饼的馅其实是冬瓜，含大量糖，不宜多吃
- ❗ 宁波名菜"臭冬瓜"，味美但钠含量极高，不宜常吃

* 黄瓜维生素 C 含量：7.3mg/100g，数据源：中国台湾地区食品成分资料库

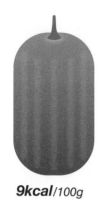

9kcal/100g

○ 水分 ● 碳水化合物

250g（2 块，厚 2cm，宽 6cm）		
热量	1%	*23kcal*
蛋白质	2%	*1g*
碳水化合物	2%	*6g*
－ 膳食纤维	11%	*2.8g*
脂肪	0%	*0g*
维生素 C	40%	*40mg*
钾	21%	*413mg*

% 营养素参考值
数据源：中国台湾地区食品成分资料库

161

花椰菜 *Cauliflower*

蔬菜

- 俗称"菜花""花菜"，属甘蓝类蔬菜，西蓝花和卷心菜也是这个类的
- 维生素 C、维生素 K、钙含量都低于西蓝花，仅含微量的 β - 胡萝卜素
- 在茎上切一刀再用手掰开，就能在不损伤花蕾的情况下把菜花拆开了
- 和西蓝花一样，含可能有抗癌作用的硫苷类物质

300g（1 棵花椰菜的花序）		
热量	4%	84kcal
蛋白质	15%	9g
碳水化合物	5%	15.6g
– 膳食纤维	35%	8.7g
脂肪	1%	0.3g
维生素 K	64%	51μg
维生素 B₁	13%	0.18mg
维生素 B₂	24%	0.33mg
维生素 B₆	49%	0.69mg
维生素 C	243%	243mg
烟酸	28%	3.9mg
叶酸	81%	282μg
泛酸	78%	3.9mg
钙	9%	72mg
磷	29%	204mg
钾	62%	1230mg
镁	18%	54mg
铁	12%	1.8mg
锌	16%	1.8mg

28kcal/100g

- ○ 水分
- ● 碳水化合物
- ○ 蛋白质
- ○ 其他

% 营养素参考值
数据源：日本食物成分资料库 06054

茭白 *Wild Rice Stem*

蔬菜

- 黑点是成熟的黑粉菌孢子，对人体无害，但影响口感
- 极不耐保存，推荐保留叶鞘，装保鲜袋冷藏保存
- 纤维多，对血压有好处的钾含量也比较丰富
- 新鲜茭白含较多糖和氨基酸，口感清甜
- 草酸比较多，做菜前可以焯一下水

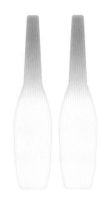

16kcal/100g

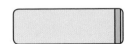

○ 水分　● 碳水化合物　○ 蛋白质

150g（1根中等大小茭白）		
热量	1%	*24kcal*
蛋白质	3%	*2g*
碳水化合物	2%	*6g*
－ 膳食纤维	12%	*3g*
脂肪	1%	*0.3g*
叶酸	24%	*94μg*
钾	16%	*329mg*

% 营养素参考值
数据源：中国台湾地区食品成分资料库

藕 *Lotus Root*

蔬菜

- 变色是多酚类物质氧化的结果，没有毒
- 切开后不马上炒可以泡水里，防止变色
- 含较多淀粉的藕既是蔬菜，又可以当粗粮吃
- 纤维多，饱腹感强，减肥和三高人士可以拿它来替代部分主食

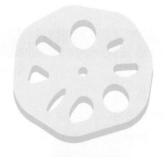

47kcal/100g

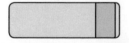

○ 水分 ○ 碳水化合物 ○ 蛋白质

200g（约1节藕）		
热量	5%	**94kcal**
蛋白质	4%	**2.4g**
碳水化合物	8%	**23g**
− 膳食纤维	18%	**4.4g**
脂肪	0%	**0g**
维生素 C	38%	**38mg**
钾	29%	**586mg**
镁	9%	**28mg**
锰	59%	**1.78mg**

% 营养素参考值
数据源：中国食物成分库

银耳 *White Jelly Fungus*

蔬菜

- ◉ 少有的含维生素 D 的蔬菜，生物利用度可能不如动物来源的维生素 D
- ◉ 黏稠的口感来自银耳多糖，跟动物才有的胶原蛋白没关系
- ☑ 银耳多糖是一种可溶性膳食纤维，木耳、海带等食物中也有类似成分
- ☑ 干银耳 70% 是膳食纤维，本身热量极低，银耳羹另当别论
- ☑ 银耳羹补水效果不错，可以用天然果干代替白糖、蜂蜜调味
- ❗ 不建议吃鲜银耳，被细菌污染产生毒素的概率更高，没有特效解药
- ❗ 泡发银耳时间别太长，若长时间泡发建议放冰箱泡

170kcal/100g

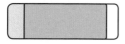

○ 水分　◉ 碳水化合物　○ 其他

30g（1 朵干银耳，约 6 碗银耳羹）		
热量	3%	*51kcal*
蛋白质	3%	*1.5g*
碳水化合物	7%	*22g*
－ 不溶性膳食纤维		*15g*
－ 可溶性膳食纤维		*6g*
脂肪	0%	*0.2g*
维生素 D	45%	*4.5µg*
生物素	87%	*26µg*

% 营养素参考值
数据源：日本食物成分资料库 8008

165

巴西坚果 *Brazil Nut*

坚果、种子

- 含 15% 的饱和脂肪，比其他常见坚果多很多
- 对降低胆固醇有帮助的植物甾醇比其他坚果少
- 不饱和脂肪酸占重量的一半左右，主要是油酸和亚油酸
- 是维生素 E、维生素 B_1、镁等营养素的良好来源
- 硒含量奇高，一颗就能满足一日所需
- 不要长期、大量吃，可能造成硒中毒
- 容易感染黄曲霉菌，建议买带壳的，用工具敲壳，别用牙齿咬

10g（3—4 颗）		
热量	3%	*66kcal*
蛋白质	2%	*1.4g*
碳水化合物	0%	*1.2g*
－ 膳食纤维	3%	*0.8g*
脂肪	11%	*6.7g*
－ 饱和脂肪酸		*1.6g*
－ 单不饱和脂肪酸		*2.4g*
－ 多不饱和脂肪酸		*2.4g*
维生素 B_1	4%	*0.06mg*
钙	2%	*16mg*
磷	10%	*73mg*
钾	3%	*66mg*
镁	13%	*38mg*
硒	320%	*192µg*
铜	21%	*0.17mg*

% 营养素参考值
数据源：美国食物成分资料库 1100514

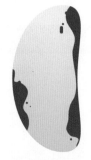

659kcal/100g

- ⬤ 碳水化合物 ⬤ 蛋白质
- ⬤ 脂肪 ◯ 其他

葵花子 *Sunflower Seed*

坚果、种子

- 葵花子是向日葵的果实，里面的瓜子仁"葵花子仁"才是种子
- 葵花子、南瓜子、西瓜子"三大瓜子"中，油最多，热量最高，可榨油
- 特别富含亚油酸（n-6 多不饱和脂肪酸），有很多维生素 E
- 葵花子油 n-6/n-3 脂肪酸比例很高，作为常规食用油不利于健康
- 经常嗑真的会嗑出"瓜子牙"，推荐用手剥，还能避免吃多
- 为了口味可能添加不少盐、糖，热量也更高

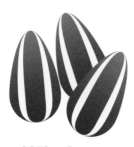

625kcal/100g

- ● 碳水化合物　○ 蛋白质
- ● 脂肪　　　　○ 其他

10g（1 把）		
热量	3%	*63kcal*
蛋白质	4%	*2.3g*
碳水化合物	1%	*1.7g*
－ 膳食纤维	2%	*0.5g*
脂肪	9%	*5.3g*
－ 饱和脂肪酸		*0.7g*
－ 单不饱和脂肪酸		*1g*
－ 多不饱和脂肪酸		*3.3g*
维生素 E	18%	*2.5mgα-TE*
维生素 B$_1$	3%	*0.04mg*
维生素 B$_2$	2%	*0.03mg*
烟酸	3%	*0.48mg*
磷	8%	*56.4mg*
钾	2%	*49mg*
镁	9%	*26.7mg*
铁	4%	*0.6mg*

% 营养素参考值
数据源：中国食物成分库

西瓜子 *Watermelon Seed*

坚果、种子

- ◎ 大粒好吃的西瓜子，产自专门产子用的西瓜
- ☑ 蛋白质含量比一般坚果高，仅次于南瓜子
- ☑ 脂肪含量跟花生相当，特别富含亚油酸（n-6 多不饱和脂肪酸）
- ☑ 维生素含量不突出，矿物质种类较为丰富，铁、锌等含量较高
- ❗ 不要让太小的孩子吃大颗坚果或嗑瓜子，以免瓜子壳或果肉呛入气管

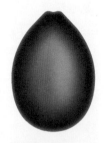

582kcal/100g

- ● 碳水化合物　● 蛋白质
- ● 脂肪　　　　○ 其他

10g（1 把炒西瓜子）		
热量	3%	*58kcal*
蛋白质	6%	*3.3g*
碳水化合物	0%	*1.4g*
– 膳食纤维	2%	*0.5g*
脂肪	8%	*4.5g*
– 饱和脂肪酸		*0.7g*
– 单不饱和脂肪酸		*0.5g*
– 多不饱和脂肪酸		*2.9g*
磷	11%	*77mg*
钾	3%	*61mg*
镁	15%	*45mg*
铁	5%	*0.8mg*
铜	23%	*0.18mg*

% 营养素参考值
数据源：中国食物成分库

杏仁 *Apricot Kernel*

坚果、种子

- 个头比巴旦木小、薄，有特殊的杏仁气味
- 脂肪酸比例跟巴旦木大同小异，同样富含蛋白质和维生素 E
- 碳水化合物含量是巴旦木的一半，其中绝大部分是膳食纤维
- 分苦杏仁和甜杏仁，前者含较多苦杏仁苷，有药用价值，也会产生剧毒物质
- 去皮、加热等处理方法可以降低苦杏仁苷含量，但也只能少量吃
- 吃水果时不要好奇尝果核，桃、李、苹果等蔷薇科水果的种子都含氰苷，吃多了有中毒风险

10g（约 10 粒去壳杏仁）		
热量	3%	*63kcal*
蛋白质	5%	*2.8g*
碳水化合物	0%	*1.1g*
脂肪	9%	*5.4g*
– 饱和脂肪酸		*0.5g*
– 单不饱和脂肪酸		*3.6g*
– 多不饱和脂肪酸		*1.1g*
维生素 E	18%	*2.5mgα-TE*
维生素 B$_2$	4%	*0.05mg*
烟酸	2%	*0.28mg*
钙	2%	*17mg*
磷	5%	*34mg*
钾	3%	*69mg*
镁	9%	*28mg*
铜	18%	*0.14mg*

% 营养素参考值
数据源：中国食物成分库

625kcal/100g

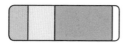

- ● 碳水化合物　○ 蛋白质
- ● 脂肪　　　　○ 其他

椰子肉 *Coconut Meat*

坚果、种子

- ◉ 椰汁饮料其实是椰子味的糖水，蛋白质含量很低，营养价值远不如豆浆
- ◉ 椰果和椰子肉没有关系，是细菌发酵产生的纤维素
- ◉ 椰浆、椰子油都是从椰子肉中榨取出来的，椰浆的脂肪含量非常高
- ☑ 纤维占了总碳水的一半多，干椰子肉的纤维含量是很多坚果的 2 倍多
- ❗ 椰子肉富含磷和钾，不太适合慢性肾病患者
- ❗ 椰子油的饱和脂肪占 90% 以上，比猪油、黄油还高，不建议多吃
- ❗ 很多椰子脆片会加糖，有控糖需求的人士选购时注意看配料表

354kcal/100g

- ○ 水分
- ○ 蛋白质
- ○ 碳水化合物
- ○ 其他

150g（1 个椰子的椰子肉）		
热量	27%	*531kcal*
蛋白质	8%	*5g*
碳水化合物	8%	*23g*
– 膳食纤维	54%	*13.5g*
脂肪	83%	*50g*
– 饱和脂肪酸		*44.6g*
– 单不饱和脂肪酸		*2g*
– 多不饱和脂肪酸		*0.5g*
维生素 E	3%	*0.4mgα-TE*
维生素 C	5%	*5mg*
钙	3%	*21mg*
磷	24%	*170mg*
钾	27%	*534mg*
镁	16%	*48mg*
锌	15%	*1.7mg*

% 营养素参考值
数据源：美国食物成分资料库 170169

鹌鹑蛋 *Quail Egg*

蛋

- 高胆固醇血症人群建议每天从食物中摄入的胆固醇 < 300mg，这个值约相当于 4—6 个鹌鹑蛋
- 通过在饲料中添加碘，可以得到高碘鹌鹑蛋、高碘鸡蛋
- 蛋白质含量跟鸡蛋差不多，占 13% 左右
- 蛋类富集碘的能力比较强，在陆地食物中碘含量最高（主要在蛋黄里）

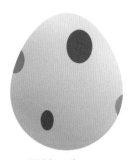

158kcal/100g

○ 水分　○ 蛋白质
● 脂肪　○ 其他

10g（1 个煮鹌鹑蛋）		
热量	1%	*16kcal*
蛋白质	2%	*1.3g*
碳水化合物	0%	*0g*
脂肪	2%	*1.1g*
胆固醇		*84mg*
维生素 A	2%	*16μgRAE*
维生素 D	1%	*0.1μg*
维生素 E	1%	*0.1mgα-TE*
维生素 B$_1$	1%	*0.01mg*
维生素 B$_2$	6%	*0.08mg*
维生素 B$_{12}$	4%	*0.1μg*
胆碱	4%	*21mg*
钙	1%	*6mg*
磷	3%	*23mg*
钾	1%	*13mg*
铁	3%	*0.4mg*
碘	6%	*7μg*

% 营养素参考值
数据源：美国食物成分资料库 1100209

海参 *Sea Cucumber*

水产

- 干海参蛋白质含量占重量的 50% 以上，但不是容易吸收利用的优质蛋白
- 几乎不含脂肪和胆固醇，DHA+EPA 含量也很低
- 除了碘，其他怀孕后需增加的营养素都很少
- 离开海水后会自溶，化成一摊胶水，所以鲜海参不常见
- 鲜海参八成以上都是水，蛋白质比一般水产少，热量很低
- 一种普通食材，增加食物多样性可以，养生治病真谈不上，"吃海参提高免疫力"的证据不足，且研究用的海参提取物跟直接吃的海参不是一回事

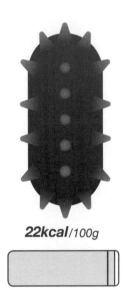

22kcal/100g

○ 水分　○ 蛋白质　○ 其他

80g（1 只仿刺参）		
热量	1%	*18kcal*
蛋白质	6%	*3.7g*
碳水化合物	0%	*0.4g*
脂肪	0%	*0.2g*
维生素 B$_{12}$	75%	*1.8μg*
烟酸	4%	*0.6mg*
泛酸	12%	*0.6mg*
钙	7%	*58mg*
磷	3%	*18mg*
钾	2%	*43mg*
镁	43%	*128mg*
锌	2%	*0.2mg*
钠	27%	*544mg*

% 营养素参考值
数据源：日本食物成分资料库 10372

黑大豆 *Black Soybean*

大豆及其制品

- 黄豆、青豆、黑豆是披了不同马甲的"大豆"，营养差别不大
- 青豆的绿色来自叶绿素，黄豆、黑豆的颜色来自类黄酮和花青素类物质
- 脱脂大豆是提取豆油后得到的副产品"豆粕"，可以酿酱油、喂猪喂鱼
- 大豆是蛋白质含量最丰富的植物，消化吸收率高，名副其实的"植物肉"
- 大豆异黄酮对保护前列腺、缓解女性更年期症状、预防骨质疏松有一定帮助
- 含磷脂、低聚糖、植物甾醇等有益健康的成分，对心血管疾病患者非常有益
- ! 别一次吃太多，容易胀气、放屁，尤其是消化不好的人

25g（1 小把）		
热量	4%	*87kcal*
蛋白质	14%	*8.5g*
碳水化合物	2%	*7.2g*
- 膳食纤维	21%	*5.2g*
脂肪	8%	*4.7g*
维生素 E	15%	*2.1mgα-TE*
维生素 B_1	14%	*0.2mg*
维生素 B_2	4%	*0.06mg*
维生素 B_6	9%	*0.13mg*
叶酸	25%	*88μg*
钙	4%	*35mg*
磷	22%	*155mg*
钾	23%	*450mg*
镁	17%	*50mg*
铁	13%	*2mg*

% 营养素参考值
数据源：日本食物成分资料库 04077

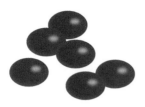

349kcal/100g

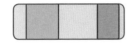

○ 水分　○ 碳水化合物
○ 蛋白质　○ 脂肪　○ 灰分

板栗 *Chestnut*

淀粉类种子、果实

☑ 富含淀粉，可以当粗粮吃，热量跟同等重量的馒头差不多

☑ 维生素、矿物质比白米、白面丰富

☑ 含较多抗性淀粉，对控制体重、血糖有帮助，糖尿病人可以适量代替主食

❗ 含不能被消化的棉子糖，吃多了易产气

❗ 不易消化，肠胃弱的人别吃生的、变硬的栗子，熟的一次也别吃太多

* 栗子、银杏等一般被归为"坚果"，但因淀粉含量高而脂肪较少，本书中将它们归为"淀粉类"。

189kcal/100g

○ 水分 ○ 碳水化合物 ○ 蛋白质

100g（硬币大的鲜板栗 10—12 个）		
GI	低	*50*
热量	9%	*189kcal*
蛋白质	7%	*4g*
碳水化合物	14%	*42g*
－ 膳食纤维	7%	*1.7g*
脂肪	1%	*1g*
维生素 A	2%	*16µgRAE*
维生素 B_1	10%	*0.14mg*
维生素 B_2	12%	*0.17mg*
维生素 C	24%	*24mg*
钾	22%	*442mg*
镁	17%	*50mg*
锰	51%	*1.53mg*

% 营养素参考值
数据源：中国食物成分库

荸荠 *Water Chestnut*

淀粉类蔬菜及其制品

- 含荸荠英，对大肠杆菌等细菌有抑制作用，天然抗生素
- 特殊的细胞结构和某些成分使得荸荠难以被糊化，蒸煮后依然脆甜
- ✓ 纤维多、热量低，糖尿病人可适量食用，代替水果或部分主食
- ✓ 富含碳水化合物，一半以上是淀粉，初嚼不甜，回味才甜
- ❗ 带皮生吃有风险，可能携带寄生虫

40g（1个超大果，去皮）		
热量	1%	*25kcal*
蛋白质	1%	*0.7g*
碳水化合物	2%	*6g*
– 膳食纤维	4%	*1g*
维生素 E	1%	*0.2mgα-TE*
维生素 C	2%	*2mg*
叶酸	1%	*3μg*
钾	9%	*184mg*
铁	1%	*0.2mg*
锌	2%	*0.2mg*

% 营养素参考值
数据源：中国台湾地区食品成分资料库

63kcal/100g

○ 水分 ○ 碳水化合物 ○ 蛋白质

175

山药 *Chinese Yam*

淀粉类蔬菜及其制品

- 泡在水里、沸水下锅后大火快煮，能避免去皮的山药氧化变黑
- 品种多，淀粉含量在 12%—29% 之间，适合做主食，也可以做菜
- 蛋白质含量较高，粗纤维较少，淀粉中的支链淀粉较多，易消化
- 黏黏的液体是糖和蛋白质的复合物，还包括少量尿囊素、皂苷等"保健"成分
- 动物实验发现，山药提取物有降血糖、降血脂、促进溃疡愈合等功效
- 山药提取物和山药是两回事，山药富含淀粉，吃多了也会让血糖升高
- 当菜吃的话，建议适当减少主食的量，避免增肥风险
- 糖尿病人吃山药要注意总量和做法，不建议常吃拔丝山药，糖和油太多

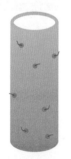

57kcal/100g

- ○ 水分　○ 碳水化合物
- ○ 蛋白质　○ 其他

100g（1段，直径 3cm，长 5cm）		
GI（煮）	高	*74*
热量	3%	*57kcal*
蛋白质	3%	*1.9g*
碳水化合物	4%	*12.4g*
－ 膳食纤维	3%	*0.8g*
脂肪	0%	*0.2g*
维生素 B$_1$	4%	*0.05mg*
维生素 B$_2$	1%	*0.02mg*
维生素 C	5%	*5mg*
烟酸	2%	*0.3mg*
钙	2%	*16mg*
磷	5%	*34mg*
钾	11%	*213mg*
镁	7%	*20mg*

% 营养素参考值
数据源：中国食物成分库

芋头 *Taro*

淀粉类蔬菜及其制品

- 毛芋个头小、水分多、淀粉少，升糖指数比番薯、土豆低
- 槟榔芋个头大、水分少、淀粉多，口感扎实热量足
- 槟榔芋紫白相间的槟榔纹源自花青素，因为味道香，又被称为"香芋"
- 煮熟后去皮就不用担心手痒了
- 芋头的营养特征和山药相似，可以替代主食
- 芋全株都有毒，给人或动物喂食花、茎、叶之前需要进行相应的处理
- 芋头也带一定毒性，主要是草酸，生芋头会使皮肤发痒、舌头发麻

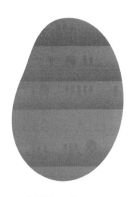

115kcal/100g

○ 水分　○ 碳水化合物
○ 蛋白质　○ 其他

100g（1/5 个槟榔芋）		
热量	6%	*115kcal*
蛋白质	2%	*1.3g*
碳水化合物	9%	*28.1g*
－ 膳食纤维	11%	*2.7g*
维生素 E	5%	*0.68mgα-TE*
维生素 B₁	10%	*0.14mg*
维生素 C	7%	*7mg*
叶酸	7%	*24µg*
钙	4%	*28mg*
磷	10%	*71mg*
钾	19%	*385mg*
镁	8%	*24mg*
铁	4%	*0.6mg*
锌	23%	*2.5mg*

% 营养素参考值
数据源: 中国台湾地区食品成分资料库

魔芋 *Konjac*

蔬菜

◎ 魔芋的主要成分葡甘聚露糖是一种水溶性膳食纤维，加工成魔芋豆腐后转化为不溶性膳食纤维

◎ 魔芋豆腐 95% 是水，除了纤维只有微量蛋白质，无脂肪，热量极低

◎ 魔芋豆腐没啥营养，用氢氧化钙做凝固剂的产品含较多钙

❗ 新鲜魔芋有毒，不能直接吃，需加工后才可食用

❗ 魔芋制品只提供纤维和饱腹感，为减肥大量吃可能造成营养不良

❗ 魔芋零食盐很多，不推荐经常吃

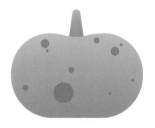

8kcal/100g

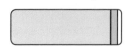

◯ 水分 ◉ 碳水化合物 ◯ 其他

250g（1块）		
热量	1%	*20kcal*
蛋白质	1%	*0.3g*
碳水化合物	3%	*8.3g*
－ 膳食纤维	30%	*7.5g*
脂肪	1%	*0.3g*
钙	21%	*170mg*

% 营养素参考值
数据源：日本食物成分资料库 02004

木耳 *Cloud Ear*

蔬菜

○ 营养组成跟银耳没太大差别，但植物学上差别很大，是纲与纲的区别

○ 尽管铁含量远高于银耳，但日常摄入量有限，还是人体利用率低的非血红素铁

○ 吃点纤维有助于清理肠道，但纤维进不了肺，无法清肺

✓ 和银耳一样，富含膳食纤维，也有一定比例的植物多糖

! 木耳泡发不当可能产生致命毒素，别泡太长时间

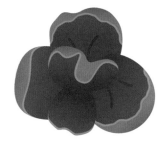

216kcal/100g

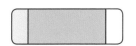

○ 水分　● 碳水化合物　○ 其他

30g（20 朵干木耳，约 5g）		
热量	3%	*65kcal*
蛋白质	4%	*2.4g*
碳水化合物	7%	*21g*
– 膳食纤维	68%	*17g*
脂肪	1%	*0.6g*
维生素 D	260%	*26µg*
生物素	27%	*8µg*
铁	73%	*11mg*

% 营养素参考值
数据源：日本食物成分资料库 08006

179

笋 *Bamboo Shoot*

蔬菜

⊙ 冬笋是毛竹地下的嫩茎，纤维含量比春笋低，吃着不那么"渣"

⊙ 春笋的纤维主要是纤维素，比杂粮饭要粗硬很多

✓ 酸笋发酵后，抗营养因子含量下降，纤维更适口，或对肠胃更友好

❗ 笋含较多容易引起肠胃不适的成分，包括鞣酸、草酸、胰蛋白酶抑制剂等

❗ 胃肠功能弱的人吃笋应该节制，炒菜的话最好先焯水

❗ 不要生吃鲜笋，其中的氰化物可能使人中毒，笋尖中含量尤其高

❗ 春笋老化速度过快，买多了推荐焯水冷藏、冷冻，或者做成笋干、酸笋

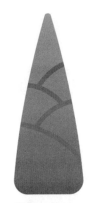

25kcal/100g

⊙ 水分　⊙ 碳水化合物
⊙ 蛋白质　⊙ 灰分

250g（1根春笋）		
热量	3%	*63kcal*
蛋白质	10%	*6g*
碳水化合物	4%	*13g*
－ 膳食纤维	28%	*7g*
脂肪	1%	*0.3g*
维生素 A	1%	*8µgRAE*
维生素 B_1	7%	*0.1mg*
维生素 B_2	7%	*0.1mg*
维生素 C	13%	*13mg*
烟酸	7%	*1mg*
钙	3%	*20mg*
磷	13%	*90mg*
钾	38%	*750mg*
镁	7%	*20mg*
铁	40%	*6mg*
锌	9%	*1mg*

% 营养素参考值
数据源：中国食物成分库

香菇 *Shitake Mushroom*

蔬菜

◉ 不含维生素 C 的一类蔬菜，少有的含维生素 D 的食物

◉ 给香菇晒晒太阳，维生素 D 含量会增加

◉ 口感跟肉很像，但不能代替肉，蛋白质含量远不及肉类、豆制品和坚果

☑ B 族维生素含量比其他蔬菜高，摄入谷物及肉类较少的人可以常吃点

☑ 纤维是一般叶菜的 2—3 倍，其中的多糖对调节肠道菌群有益

☑ 谷氨酸、核苷酸等鲜味物质含量很高，高血压人士可利用它减盐

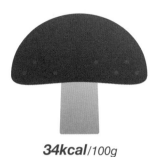

34kcal/100g

○ 水分　○ 碳水化合物
○ 蛋白质　○ 其他

30g（1 大朵，鲜）		
嘌呤		*21mg/100g*
热量	1%	*10kcal*
蛋白质	2%	*1g*
碳水化合物	1%	*2.3g*
－ 膳食纤维	7%	*1.7g*
维生素 D	1%	*0.1μg*
维生素 B_1	3%	*0.04mg*
维生素 B_2	5%	*0.07mg*
维生素 B_6	4%	*0.06mg*
烟酸	7%	*1mg*
叶酸	7%	*23μg*
泛酸	6%	*0.3mg*
磷	3%	*18mg*
钾	4%	*81mg*
镁	2%	*5mg*

% 营养素参考值
数据源：日本食物成分资料库 08042

181

海枣 *Palm Date*

水果及其制品

- 也叫"椰枣"
- 阿拉伯国家的特色食物，沙特阿拉伯把海枣树放在了国徽上
- 含大量易消化的简单糖，是相关地区重要的热量来源，甚至算"主食"
- 如喜甜，可以用它替代甜食或白糖
- 补充纤维、钾元素和多酚类抗氧化物质的不错选择
- 五六颗顶一碗米饭热量，吃多了要酌情减少主食

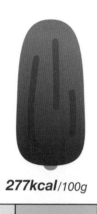

277kcal/100g

○ 水分　● 碳水化合物　○ 其他

24g（约1颗）		
GI	中	62
热量	3%	*67kcal*
蛋白质	1%	*0.4g*
碳水化合物	6%	*18g*
－ 膳食纤维	6%	*1.6g*
脂肪	0%	*0g*
维生素 A	0%	*2μgRAE*
维生素 B$_6$	4%	*0.06mg*
钙	2%	*15mg*
磷	2%	*15mg*
钾	8%	*167mg*
镁	4%	*13mg*

% 营养素参考值
数据源：美国食物成分资料库 168191

龙眼 *Longan*

水果及其制品

- 俗称"桂圆","自毁式"水果：熟了不摘，会褪糖；摘了不吃，会自溶
- 龙眼中的多酚类物质、多糖等成分并不独特，含量也没优势
- 跟荔枝是亲戚，都有比较多的糖和维生素 C
- 龙眼干（或桂圆干），补钾补能量不错，补纤维不如其他水果干
- 小孩老人吃龙眼时当心呛到果核，发生意外

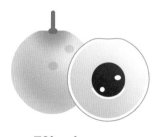

70kcal/100g

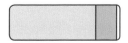

○ 水分　● 碳水化合物　○ 其他

20g（约3颗）		
热量	1%	*14kcal*
蛋白质	0%	*0.2g*
碳水化合物	1%	*3.6g*
－ 膳食纤维	2%	*0.4g*
脂肪	0%	*0g*
维生素 B$_2$	1%	*0.02mg*
维生素 C	19%	*19mg*
钾	3%	*56mg*

% 营养素参考值
数据源：中国台湾地区食品成分资料库

巴旦木 *Almond*

坚果、种子

- ◉ 扁桃的种子（扁桃仁），跟中国杏仁（杏的种子）不是一家子
- ☑ 脂肪酸比例接近橄榄油，以油酸、亚油酸为主
- ☑ 纤维、钙、维生素 B_2 比大多数坚果多很多，维生素 B_2 对脂肪代谢、皮肤健康都很重要
- ☑ 维生素 E 和类黄酮等抗氧化成分含量高，有不错的抗炎、抗氧化能力
- ❗ 可能有人对扁桃仁过敏

607kcal/100g

- ◉ 碳水化合物　◉ 蛋白质
- ◉ 脂肪　　　　○ 其他

10g（约 8 粒，烘烤、不加盐）		
热量	3%	*61kcal*
蛋白质	3%	*2g*
碳水化合物	1%	*2g*
– 膳食纤维	4%	*1g*
脂肪	9%	*5.4g*
– 饱和脂肪酸		*0.4g*
– 单不饱和脂肪酸		*3.3g*
– 多不饱和脂肪酸		*1.4g*
维生素 E	17%	*2.4mgα-TE*
维生素 B_2	9%	*0.12mg*
烟酸	3%	*0.35mg*
钙	3%	*26mg*
磷	7%	*46mg*
钾	3%	*69mg*
镁	9%	*27mg*
铜	14%	*0.11mg*

% 营养素参考值
数据源：美国食物成分资料库 1100511

碧根果 *Pecan*

坚果、种子

- ⊙ 跟中国山核桃是"亲兄弟"
- ☑ 所含脂肪酸中，单不饱和脂肪酸比例最大
- ☑ 总酚类物质含量最高的坚果之一，加工、去皮后会下降
- ❗ 购买时留意一下是否添加了盐，选不加盐或钠含量低的产品
- ❗ 尽量不要选糖或巧克力包裹的碧根果仁，贪吃就是"热量炸弹"

10g（3枚碧根果，加盐烘烤）		
热量	4%	*71kcal*
蛋白质	2%	*1g*
碳水化合物	0%	*1.4g*
－ 膳食纤维	4%	*0.9g*
脂肪	12%	*7.4g*
－ 饱和脂肪酸		*0.6g*
－ 单不饱和脂肪酸		*4.4g*
－ 多不饱和脂肪酸		*2g*
维生素 E	1%	*0.1mgα-TE*
维生素 B$_1$	3%	*0.05mg*
维生素 B$_2$	1%	*0.01mg*
烟酸	1%	*0.12mg*
磷	4%	*29mg*
钠	2%	*38mg*
钾	2%	*42mg*
铜	8%	*0.12mg*
锰	13%	*0.39mg*

710kcal/100g

○ 水分 ○ 碳水化合物 ○ 蛋白质
● 脂肪 ○ 灰分

% 营养素参考值
数据源：美国食物成分资料库 12643

核桃 *Walnut*

坚果、种子

- ◎ 少有的含少量 α - 亚麻酸 (n-3 多不饱和脂肪酸) 的坚果
- ✓ 富含磷脂、亚油酸 (n-6 多不饱和脂肪酸)，含量在坚果中数一数二
- ✓ 含较多植物化学物，特别是多酚类，但去皮后会大幅下降
- ！ 建议不要吃加了大量糖或盐的核桃仁，比如"琥珀桃仁"
- ！ 有不新鲜气味的核桃已经发生脂肪氧化，不要吃了
- ！ 核桃中丰富的营养物质对心血管、大脑功能的确有益处，但有益大脑健康的物质不只核桃有

674kcal/100g

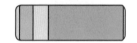

◎ 水分 ◎ 碳水化合物 ◎ 蛋白质
◎ 脂肪 ◎ 灰分

10g（2 枚核桃，炒）		
热量	3%	*67kcal*
蛋白质	2%	*1.5g*
碳水化合物	0%	*1.2g*
－ 膳食纤维	4%	*1g*
脂肪	11%	*6.9g*
－ 饱和脂肪酸		*0.7g*
－ 单不饱和脂肪酸		*1g*
－ 多不饱和脂肪酸		*5g*
－ α - 亚麻酸 (n-3)		*0.9g*
－ 亚油酸 (n-6)		*4.1g*
维生素 E	3%	*0.4mgα-TE*
烟酸	3%	*0.44mg*
磷	4%	*28mg*
钾	3%	*54mg*

% 营养素参考值
数据源：日本食物成分资料库 05014

山核桃 *Hickory Nut*

坚果、种子

- 不是"山里的核桃"，是核桃同科不同属的"远房亲戚"
- 所含脂肪酸中，以单不饱和脂肪酸比例最大
- 含有丰富多酚类物质，加工后会大幅下降
- 炒制过程中可能加入了较多盐、糖，尤其是香脆的山核桃仁
- 不建议买山核桃仁，容易吃多，保存不当也容易变质
- 有不新鲜气味的山核桃，果断扔了吧

658kcal/100g

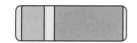

○ 水分 ○ 碳水化合物 ○ 蛋白质
○ 脂肪 ○ 灰分

10g（约4颗山核桃仁）		
热量	3%	*66kcal*
蛋白质	1%	*0.8g*
碳水化合物	1%	*2.1g*
– 膳食纤维	3%	*0.7g*
脂肪	11%	*6.5g*
– 饱和脂肪酸		*0.4g*
– 单不饱和脂肪酸		*4.5g*
– 多不饱和脂肪酸		*1.3g*
维生素 E	2%	*0.3mgα-TE*
维生素 B$_1$	1%	*0.01mg*
维生素 B$_2$	1%	*0.01mg*
烟酸	1%	*0.08mg*
磷	4%	*28mg*
钠	4%	*86mg*

% 营养素参考值
数据源：中国食物成分库

松子 *Pine Nut*

坚果、种子

◎ "巴西松子"不是产自巴西，是巴基斯坦西部松子的简称

☑ 维生素 E 及膳食纤维含量在坚果中比较优秀

☑ 坚果中碳水化合物最低，油脂和热量与夏威夷果、碧根果同属最高档

❗ 多不饱和脂肪酸含量很高，但主要为 n-6 脂肪酸，n-6/n-3 比值偏高

❗ 可能导致过敏、松子综合征（症状是口舌苦涩）

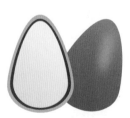

668kcal/100g

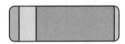

- ● 碳水化合物 ○ 蛋白质
- ● 脂肪 ○ 灰分

10g（约 40 粒炒松子）		
热量	3%	*67kcal*
蛋白质	3%	*1.5g*
碳水化合物	0%	*0.8g*
－ 膳食纤维	3%	*0.7g*
脂肪	12%	*7.3g*
－ 饱和脂肪酸		*0.6g*
－ 单不饱和脂肪酸		*2g*
－ 多不饱和脂肪酸		*4.1g*
维生素 E	9%	*1.3mga-TE*
维生素 B$_1$	4%	*0.06mg*
烟酸	4%	*0.61mg*
磷	8%	*55mg*
钾	3%	*62mg*
镁	8%	*25mg*
铜	16%	*0.13mg*

% 营养素参考值
数据源：日本食物成分资料库 05033

夏威夷果 *Macadamia Nut*

坚果、种子

- 又名澳洲坚果，正儿八经的澳洲土著，不是夏威夷的原住民
- 坚果热量之王，脂肪含量在坚果中最高，蛋白质含量最低
- 不饱和脂肪含量较高，但主要是对心血管健康有益的单不饱和脂肪酸
- 维生素 B_1，纤维，铁、镁等矿物质比较丰富
- 维生素 E 和多酚物质含量不多，与其他坚果相比，抗氧化能力较弱
- ! 可能有人对夏威夷果过敏
- ! 夏威夷果对狗有毒，不要给狗狗吃哦

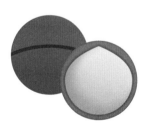

718kcal/100g

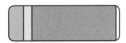

- 碳水化合物
- 蛋白质
- 脂肪
- 其他

10g（约5颗，烘烤、不加盐）		
热量	4%	*72kcal*
蛋白质	1%	*0.8g*
碳水化合物	0%	*1.3g*
– 膳食纤维	3%	*0.8g*
脂肪	13%	*7.6g*
– 饱和脂肪酸		*1.2g*
– 单不饱和脂肪酸		*5.9g*
– 多不饱和脂肪酸		*0.1g*
维生素 B_1	5%	*0.07mg*
磷	3%	*20mg*
钾	2%	*36mg*
镁	4%	*11.8mg*

% 营养素参考值
数据源：美国食物成分资料库 170179

腰果 *Cashew*

坚果、种子

- ✅ 脂肪含量较低、淀粉较多的一种油脂型坚果，热量比大部分坚果低
- ✅ 铜、硒等矿物质及 B 族维生素较丰富
- ✅ 维生素 E 和多酚物质含量在坚果中不算高，抗氧化能力比大部分坚果弱
- ❗ 因含较多饱和脂肪酸（占 20%），被美国 FDA 排除在可进行健康声称的坚果 * 名单外
- ❗ 可能有人对腰果过敏
- ❗ 果壳、内膜含有毒油脂，所以市场上见不到连壳卖的腰果

* 有关坚果的健康声称：有科学证据表明但不能证明，每天吃 1.5 盎司（约合 28 克）坚果，比如开心果，作为低饱和脂肪和胆固醇饮食的一部分，可能会降低患心脏病的风险。

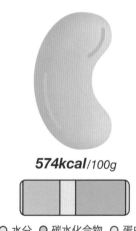

574kcal/100g

○ 水分 ○ 碳水化合物 ● 蛋白质
● 脂肪 ○ 灰分

10g（约 5 颗，无盐无油焙烤）		
热量	3%	*57kcal*
蛋白质	3%	*1.5g*
碳水化合物	1%	*3.3g*
－ 膳食纤维	1%	*0.3g*
脂肪	8%	*4.6g*
－ 饱和脂肪酸	5%	*0.9g*
维生素 E	1%	*0.1mgα-TE*
维生素 B_1	1%	*0.02mg*
维生素 B_6	2%	*0.03mg*
钾	3%	*57mg*
磷	7%	*49mg*
铜	15%	*0.22mg*

% 营养素参考值
数据源：美国食物成分资料库 170571

榛子 *Hazelnut*

坚果、种子

- 在欧洲，榛子一直和智慧、神秘知识等联系在一起
- 总多酚含量在坚果中靠前，去皮、烘焙后会大幅下降
- 蛋白质和纤维含量高，维生素 E 比核桃、山核桃都丰富
- 脂肪含量及比例跟山核桃差不多，以单不饱和脂肪酸为主
- 可能有人对榛子过敏
- 榛果拿铁里没有榛子，糖浆里加点榛子味香料而已

646kcal/100g

- 碳水化合物
- 蛋白质
- 脂肪
- 其他

10g（约 7 粒，烘烤、不加盐）		
热量	3%	*65kcal*
蛋白质	3%	*1.5g*
碳水化合物	1%	*1.7g*
－ 膳食纤维	4%	*0.9g*
脂肪	10%	*6.2g*
－ 饱和脂肪酸		*0.5g*
－ 单不饱和脂肪酸		*4.7g*
－ 多不饱和脂肪酸		*0.8g*
维生素 E	11%	*1.5mgα-TE*
磷	4%	*31mg*
钾	4%	*76mg*
铜	23%	*0.18mg*

% 营养素参考值
数据源：美国食物成分资料库 170583

芝麻 *Sesame*

坚果、种子

- ☑ 油脂占一半，主要为油酸、亚油酸等不饱和脂肪酸
- ☑ 纤维丰富，适量吃点儿也许对便秘有帮助
- ☑ 含大量维生素 E，也是 B 族维生素的良好来源
- ☑ 钙含量媲美奶粉，但吸收差、能量高，不是补钙的理想食物
- ☑ 黑芝麻微量元素含量略高；白芝麻含油量更高、抗氧化物芝麻木酚素更多
- ❗ 黑芝麻的黑色素是一些酚类色素，并不能转化成头发上的色素
- ❗ 市售芝麻糊的主料可能是大米，购买时注意看配料表

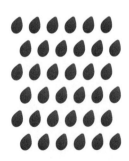

599kcal/100g

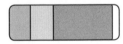

- ● 碳水化合物　○ 蛋白质
- ● 脂肪　　　　○ 其他

10g（满满 1 汤匙的炒芝麻）		
热量	3%	*60kcal*
蛋白质	3%	*2g*
碳水化合物	1%	*2g*
– 膳食纤维	4%	*1g*
脂肪	8%	*5g*
– 饱和脂肪酸		*0.8g*
– 单不饱和脂肪酸		*1.9g*
– 多不饱和脂肪酸		*2.3g*
维生素 E	36%	*5mga-TE*
维生素 B_1	8%	*0.05mg*
维生素 B_6	5%	*0.06mg*
烟酸	8%	*1.1mg*
钙	15%	*120mg*
钾	2%	*41mg*

% 营养素参考值
数据源：日本食物成分资料库 05018

巧克力 *Chocolate*

糖果、糕点

- ✅ 黑巧克力的可可含量是牛奶巧克力的 2—3 倍
- ✅ 成年人建议选可可含量 70% 以上的黑巧克力，糖较少，抗氧化成分较多
- ✅ 可可中的黄烷醇类抗氧化成分，能改善血管功能、降低血压
- ❗ 更多可可意味着更多饱和脂肪、更高热量，摄入需限量
- ❗ 黑巧克力有较多草酸和咖啡因，肾结石和咖啡因敏感者一次别吃太多
- ❗ 咖啡因和高脂饮食容易引起反酸，胃食管反流的人不建议吃
- ❗ 12 岁以内不建议吃黑巧克力，咖啡因会对生长发育造成影响
- ❗ 普通巧克力糖多热量高，也不适合作为孩子的日常零食，2 岁以内不建议吃

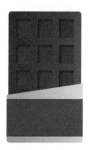

598kcal/100g

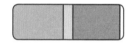

- ● 碳水化合物
- ● 蛋白质
- ● 脂肪
- ○ 其他

18g（火柴盒大小 1 片，含可可 70%—85%）		
GI	低	40
热量	5%	108kcal
蛋白质	2%	1.4g
碳水化合物	3%	8g
－ 膳食纤维	8%	2g
脂肪	13%	7.7g
－ 饱和脂肪酸		4.4g
－ 单不饱和脂肪酸		2.3g
－ 多不饱和脂肪酸		0.2g
咖啡因	相当于 1/3 罐可乐	14mg
钙	2%	13mg
磷	8%	55mg
钾	6%	129mg
镁	14%	41mg
铁	13%	2mg

% 营养素参考值
数据源：美国食物成分资料库 170273

193

铜锣烧 *Dorayaki*

糖果、糕点

- 一种日式点心，松饼夹红豆馅
- 制作松饼用的油比较少，相比曲奇饼干、手撕面包，算得上"低脂"
- 豆沙馅有一定营养价值，但存在高糖的问题，因传统豆沙馅在制作时需要加入跟红豆同等重量甚至更多的糖
- 热量是米饭的 2—3 倍，当零食偶尔吃可以，别总拿它当早饭

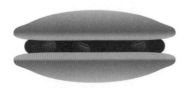

292kcal/100g

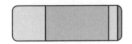

○ 水分　○ 碳水化合物
○ 蛋白质　● 脂肪

70g（1个）		
热量	10%	*204kcal*
蛋白质	8%	*4.6g*
碳水化合物	14%	*41g*
－ 膳食纤维	5%	*1.2g*
脂肪	4%	*2.2g*
钙	2%	*15mg*
磷	8%	*53mg*
钾	3%	*69mg*
钠	6%	*119mg*

% 营养素参考值
数据源：日本食物成分资料库 15027

参薯 *White Yam*

淀粉类蔬菜及其制品

◎ 甜品店的紫色香芋不是芋头，是参薯，俗称"紫山药"

◎ 参薯是普通山药的近亲，又叫"脚板薯"

☑ 富含紫色的花青素是紫山药的特色之一，含量低于紫薯

其他方面，请参见【山药】

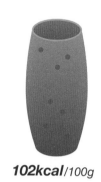

102kcal/100g

○ 水分　　○ 碳水化合物
○ 蛋白质　○ 灰分

100g（1个）		
GI（去皮切丁煮30分钟）　中		*75*
热量	5%	*102kcal*
蛋白质	4%	*2.6g*
碳水化合物	8%	*25g*
－ 膳食纤维	9%	*2.2g*
脂肪	0%	*0.1g*
维生素 E	3%	*0.4mgα-TE*
维生素 B$_1$	7%	*0.1mg*
维生素 B$_6$	20%	*0.28mg*
维生素 C	17%	*17mg*
烟酸	3%	*0.45mg*
叶酸	7%	*24µg*
钙	2%	*14mg*
磷	8%	*57mg*
钾	25%	*490mg*
镁	6%	*18mg*
铁	5%	*0.7mg*
锌	3%	*0.3mg*

% 营养素参考值
数据源：日本食物成分资料库 02027

血糯米 *Purple Glutinous Rice*

谷物及其制品

- 一种有色糙米，铁含量是普通黄色糙米的 2 倍，也大大高于猪肉
- 紫红色来自花青素，泡在水中或加热时间长会逐渐褪色
- 想要多摄取花青素，煮粥不如煮饭，紫米不如黑米
- 糯米易消化，升糖指数特别高，不适合糖尿病人食用，糖尿病患者更推荐非糯性品种的有色米，如长粒米
- 糙米的米糠含油，比精米更容易变质，建议买小包装、尽快吃

50g（1/3 杯，200ml 电饭锅量米杯，煮熟后约 90g）		
GI（糯米饭）	高	87
热量	9%	173kcal
蛋白质	7%	4.3g
碳水化合物	13%	37.6g
－ 膳食纤维	3%	0.7g
维生素 E	4%	0.5mgα-TE
维生素 B$_1$	11%	0.16mg
维生素 B$_2$	4%	0.06mg
烟酸	15%	2.1mg
钙	1%	7mg
磷	13%	92mg
钾	6%	110mg
镁	3%	8mg
铁	13%	2mg
锌	9%	1mg

% 营养素参考值
数据源：中国食物成分库

346kcal/100g

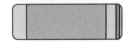

○ 水分 ○ 碳水化合物 ○ 蛋白质
● 脂肪 ○ 灰分

紫薯 *Purle Sweet Potato*

淀粉类蔬菜及其制品

- 紫薯个头小，淀粉含量比红肉、白肉番薯略低
- 富含膳食纤维和钾，含较多维生素 C 是各种番薯共同的优点
- 最重要的区别是抗氧化物含量，紫薯富含花色苷，多酚含量显著高于其他品种
- 某些紫薯也富含黄色色素类胡萝卜素，含量可能比黄肉番薯还高
- 多酚类物质会延缓消化，加上质地紧实，胃不好的人一次别吃太多
- 番薯蛋白质只有同等重量米饭的一半，切莫替代全部主食，建议一天吃 50—100g
- 跟苹果一样，削皮后在空气中会氧化褐变，不是烂了

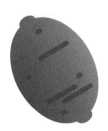

123kcal/100g

- ○ 水分　○ 碳水化合物
- ○ 蛋白质　○ 灰分

100g（拳头大小，1 个）		
热量	6%	*123kcal*
蛋白质	2%	*1.2g*
碳水化合物	11%	*31.7g*
－ 膳食纤维	10%	*2.5g*
脂肪	1%	*0.3g*
维生素 B$_1$	9%	*0.12mg*
维生素 B$_2$	1%	*0.02mg*
维生素 C	29%	*29mg*
烟酸	11%	*1.5mg*
叶酸	6%	*22µg*
泛酸	11%	*0.54mg*
钙	3%	*24mg*
磷	8%	*56mg*
钾	19%	*370mg*
镁	9%	*26mg*
花色苷		*10.29mg/100g*

% 营养素参考值
数据源：日本食物成分资料库 02048

197

茄子 *Egg Plant*

蔬菜

◎ 肉中含绿原酸等抗氧化成分，切开后易氧化变色，应尽快烹饪或浸水里

☑ 含较多粗纤维及少量果胶，本身热量很低

☑ 抗氧化能力排前十的蔬菜，皮和肉中都含多种抗氧化物质

☑ 皮中富含花青素，紫皮茄子含量高，白皮绿皮茄子含量低

❗ 海绵状结构的茄子肉易吸油，烹饪不当热量暴涨

❗ 不要吃未成熟或有苦味的茄子，茄碱含量高，摄取过量会引起中毒

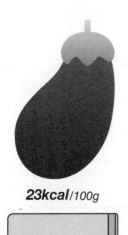

23kcal/100g

○ 水分 ● 碳水化合物 ○ 蛋白质

200g（1根中等大小长条茄子）		
热量	2%	*46kcal*
蛋白质	4%	*2.2g*
碳水化合物	3%	*9.8g*
− 膳食纤维	10%	*2.6g*
脂肪	1%	*0.4g*
维生素 A	1%	*8μgRAE*
维生素 C	10%	*10mg*
钾	14%	*284mg*

% 营养素参考值
数据源：中国食物成分库

甜菜根 *Beetroot*

深色蔬菜

- ◎ 又称"红菜头"，长得像萝卜，但其实是菠菜的"表亲"
- ◎ 我们吃的白糖，很大一部分来自甜菜（糖用甜菜）
- ◎ 从甜菜糖蜜中提炼的甜菜碱，是一种饲料营养添加剂，可以让猪多长瘦肉
- ☑ 常规营养素表现中规中矩，受关注是因为含很多抗氧化成分
- ☑ 红色来自甜菜红素，和许多植物化学物一样，被发现有抗肿瘤、降血脂等作用
- ☑ 喝甜菜根汁有助于降血压，改善运动表现，可能跟它含有的硝酸盐有关
- ❗ 穿肠而过的甜菜红素不补血，会让尿液变红
- ❗ 用甜菜汁给面食染色时别加碱面，否则会褪成淡黄色

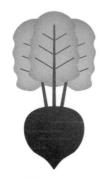

43kcal/100g

○ 水分　○ 碳水化合物
○ 蛋白质　○ 其他

100g（1 小个，去皮）		
热量	2%	*43kcal*
蛋白质	3%	*1.6g*
碳水化合物	3%	*9.6g*
– 膳食纤维	11%	*2.8g*
脂肪	0%	*0.2g*
维生素 C	5%	*5mg*
叶酸	31%	*109µg*
泛酸	6%	*0.3mg*
钙	2%	*16mg*
钾	16%	*325mg*
钠	4%	*78mg*
镁	8%	*23mg*
铁	5%	*0.8mg*

% 营养素参考值
数据源：美国食物成分资料库 1103338

洋葱 *Onion*

蔬菜

- 可辣可甜，当得了绿叶，也做得了红花
- 辛辣味道源自一系列含硫化合物，其也是"催泪物质"的原料
- 含有少量蛋白质，加热后跟糖发生美拉德反应，产生焦化的甜香
- 有比较多的葡萄糖、果糖，可溶性糖含量比草莓、西瓜还多
- 硫化物和洋葱中富含的槲皮素有多种健康效益，包括预防心血管疾病、抗癌等
- 洋葱提取物≠洋葱，单一食物不会比均衡饮食有更好的保健效果

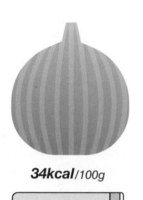

34kcal/100g

○ 水分　● 碳水化合物　○ 其他

190g（1个）		
热量	3%	*65kcal*
蛋白质	3%	*2g*
碳水化合物	5%	*16g*
－ 膳食纤维	13%	*3.2g*
脂肪	0%	*0.2g*
维生素 B$_1$	6%	*0.08mg*
维生素 B$_2$	1%	*0.02mg*
维生素 C	13%	*13mg*
烟酸	4%	*0.6mg*
钙	4%	*32mg*
磷	8%	*59mg*
钾	14%	*285mg*
镁	6%	*17mg*

% 营养素参考值
数据源：日本食物成分资料库 06156

紫甘蓝 *Red Cabbage*

深色蔬菜

- ☑ 紫甘蓝是花色苷最丰富的天然食物之一，是紫薯的 20 多倍
- ◉ 凉拌紫甘蓝红艳好看的秘密是醋，花色苷遇酸变红，遇碱变绿或蓝
- ◉ 从生卷心菜汁中发现的一种物质，能帮助溃疡创面愈合
- ☑ 十字花科蔬菜，所含的硫苷类物质有潜在抗癌作用
- ☑ 维生素 C、钙、钾等营养素含量略高于绿卷心菜
- ❗ 不建议大量生吃卷心菜，尤其是碘摄入不足的人

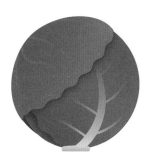

***30kcal*/100g**

- ○ 水分
- ○ 蛋白质
- ◉ 碳水化合物
- ○ 其他

300g（半个）		
热量	5%	*90kcal*
蛋白质	10%	*6g*
碳水化合物	7%	*20g*
－ 膳食纤维	34%	*8.4g*
脂肪	1%	*0.3g*
维生素 K	109%	*87μg*
维生素 B₆	43%	*0.6mg*
维生素 C	204%	*204mg*
叶酸	50%	*174μg*
钙	15%	*120mg*
磷	18%	*129mg*
钾	47%	*930mg*
镁	13%	*39mg*
铁	10%	*1.5mg*
花色苷		*256mg/100g*

% 营养素参考值
数据源：日本食物成分资料库 06064

八月瓜 *Akebi*

水果

- 作为水果是"野香蕉"，晒干后是中药"预知子"
- 含糖量和纤维跟香蕉差不多，有更高比例的水溶性膳食纤维
- 维生素 C 是香蕉的 7 倍多，钾不如香蕉丰富
- 果皮焯水后可以入菜，跟果肉相比，纤维、钾和抗氧化成分更丰富

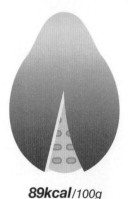

89kcal/100g

○ 水分 ○ 碳水化合物

40g（1个）		
热量	2%	*36kcal*
蛋白质	0%	*0.2g*
碳水化合物	3%	*8.8g*
－ 膳食纤维	2%	*0.4g*
脂肪	0%	*0g*
维生素 C	26%	*26mg*
叶酸	3%	*12µg*
钾	2%	*38mg*

% 营养素参考值
数据源：日本食物成分资料库 07001

甘蔗 *Sugar Cane*

水果

! 吃甘蔗跟喝白糖水差不多，血糖高的人最好别吃

! 糖多、热量高，建议一天别超过 2 节

! 除了糖，其他营养素几乎不值得一提

! 霉变甘蔗有毒，赶快扔掉吧

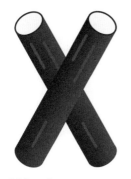

63kcal/100g（甘蔗汁）

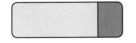

○ 水分 ● 糖

170g 甘蔗汁（约 2 节甘蔗）		
热量	5%	*107kcal*
蛋白质	1%	*0.9g*
碳水化合物	9%	*27g*
－ 膳食纤维	0%	*0g*
脂肪	1%	*0.9g*
维生素 C	2%	*2mg*
钾	2%	*37mg*
铁	7%	*1mg*

% 营养素参考值
数据源：中国台湾地区食品成分资料库

203

鸡蛋果 *Passion Fruit*

水果

- 是一种"百香果"，百香果是一大类水果，你吃到的基本是鸡蛋果这个品系的
- 因为酸，谬传是"维生素 C 之王"，但比起冬枣还差了一大截
- ✓ 纤维最丰富的水果之一，是香蕉的 3 倍多
- ✓ 糖分也不多，糖尿病人可以放心食用
- ! 对乳胶过敏的人可能也对百香果过敏
- ! 大量购入百香果酱建议冷冻保存，常温下容易发酵产气，密封保存有爆炸风险

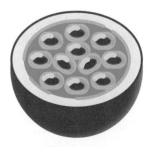

58kcal/100g

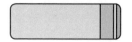

- ○ 水分　○ 碳水化合物
- ○ 蛋白质　○ 脂肪

18g（1个，含子）		
GI	低	*16*
热量	1%	*10kcal*
蛋白质	1%	*0.4g*
碳水化合物	1%	*2g*
– 膳食纤维	4%	*1g*
脂肪	1%	*0.4g*
维生素 A	1%	*15μgRAE*
维生素 B₂	1%	*0.02mg*
维生素 B₆	2%	*0.03mg*
维生素 C	6%	*6mg*
钾	2%	*36mg*
镁	2%	*5mg*

% 营养素参考值
数据源：中国台湾地区食品成分资料库

蓝莓 *Blueberry*

水果

- 冷冻蓝莓的营养不比新鲜的差
- 有白霜更新鲜，白霜是天然"果粉"，可以保护蓝莓，不是农药残留
- 花青素最丰富的食物之一，屏幕族、慢病人群吃点不错
- 含糖量不高，富含果胶和粗纤维，适合糖尿病人吃
- 蓝莓干、蓝莓果酱通常会加不少糖，要少吃

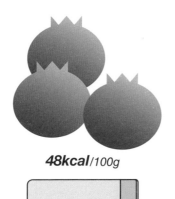

48kcal/100g

○ 水分　● 碳水化合物　○ 其他

10g（约10粒）		
热量	0%	*5kcal*
蛋白质	0%	*0g*
碳水化合物	0%	*1.3g*
－ 膳食纤维	1%	*0.3g*
脂肪	0%	*0g*
维生素 A	0%	*6μgRAE*
维生素 C	1%	*1mg*
钾	0%	*7mg*

% 营养素参考值
数据源：日本食物成分资料库 07124

葡萄 *Grape*

水果

- 维生素和矿物质都不突出，不算集美味和营养于一身的水果
- 白霜是自身分泌的"果粉"，无毒无害可以吃，带霜说明更新鲜
- 提子是葡萄的一个品种，营养成分和普通葡萄没有太大区别
- ! 糖分多、纤维少，糖尿病人要控制摄入量
- ! 葡萄中的糖主要为果糖和葡萄糖，尿酸高、甘油三酯高的人也别贪吃

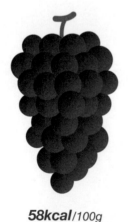

58kcal/100g

○ 水分　● 碳水化合物

200g（约 25 颗葡萄，不带皮）		
GI	低	43
热量	6%	116kcal
蛋白质	1%	1g
碳水化合物	10%	31.4g
－ 膳食纤维	4%	1g
－ 果糖		14.2g
－ 葡萄糖		14.6g
脂肪	0%	0g
维生素 C	4%	4mg
钾	13%	260mg

% 营养素参考值
数据源：日本食物成分资料库 07116

山竹 *Mangosteen*

水果

- 味道一流，维生素 C、钾等营养素含量一般
- "自毁式"水果，不及时吃壳会变硬，果肉会腐烂
- 好的山竹，外壳有弹性，果柄、萼片是绿色的
- 山竹壳里有很多色素，很难洗掉，吃的时候撸起袖子吧
- ❗ 糖分含量较高，血糖高的人一次别超过 4 个

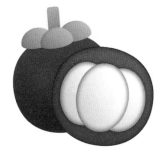

67kcal/100g

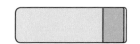

○ 水分 ● 碳水化合物 ○ 其他

25g（1 个山竹）		
热量	1%	*17kcal*
蛋白质	0%	*0.2g*
碳水化合物	2%	*4.5g*
－ 膳食纤维	2%	*0.4g*
脂肪	0%	*0g*
维生素 E	1%	*0.13mga-TE*
维生素 C	1%	*1mg*

% 营养素参考值
数据源：中国台湾地区食品成分资料库

无花果 *Fig*

水果

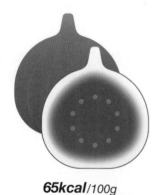

- 含无花果蛋白酶，可以软化肉类
- 含较多纤维，1 个无花果相当于 1 根中等大小香蕉
- 酚类抗氧化成分很丰富，集中在皮上，颜色越深越丰富
- 含糖量较高，糖尿病人一次最好别超过 3 个
- 少数人对无花果过敏，其汁液中也含光敏物质，采摘时要做好防护

65kcal/100g

○ 水分　● 碳水化合物　○ 其他

50g（1 个新鲜无花果）		
GI（无花果干） 中		61
热量	2%	33kcal
蛋白质	2%	1g
碳水化合物	3%	8g
－ 膳食纤维	6%	1.5g
脂肪	0%	0g
钙	4%	34mg
钾	5%	106mg

% 营养素参考值
数据源：中国食物成分库

西梅 *European Plum*

水果

- 中国李子远在欧洲的亲戚，欧洲李子
- 低 GI，富含花青素等酚类化合物，适合糖尿病等慢病患者食用
- 维生素 K、硼等与骨骼健康相关的成分较多，西梅干可能有助于防治骨质疏松
- 有不错的通便效果，容易腹泻的人吃李子或西梅干要适量

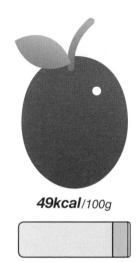

49kcal/100g

○ 水分　● 碳水化合物　○ 其他

70g（1颗）		
GI	低	39
热量	2%	34kcal
蛋白质	1%	0.5g
碳水化合物	3%	8.8g
− 膳食纤维	5%	1.3g
脂肪	0%	0g
维生素 A	4%	32µgRAE
维生素 C	3%	3mg
叶酸	7%	25µg
泛酸	4%	0.2mg
钙	1%	4mg
钾	8%	154mg
镁	2%	5mg

% 营养素参考值
数据源：日本食物成分资料库 07081

香瓜茄 *Pepino Melon*

水果

- 别名"人参果"
- 白皮带紫条纹是"七分熟"的象征，变金黄时就完全成熟啦
- ☑ 热量跟番茄差不多，减肥期间也可以安心吃
- ☑ 低 GI 水果，含糖量比苹果、橘子低很多，糖尿病人也可以适量吃
- ☑ 补维生素 C 也不错，含量远超苹果、梨等水果

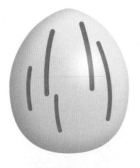

23kcal/100g

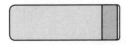

○ 水分　● 碳水化合物　○ 其他

80g（1大个）		
GI	低	40
热量	1%	18kcal
蛋白质	1%	0.3g
碳水化合物	2%	5g
脂肪	0%	0g
维生素 A	0%	3µgRAE
维生素 C	22%	22mg
钾	5%	105mg

注：GI 指"食物血糖生成指数"
% 营养素参考值
数据源：中国台湾地区食品成分资料库

主要参考资料

1. 中国营养学会，中国居民膳食指南 2016 [M], 人民卫生出版社，2016.

2. 中国营养学会，中国居民膳食营养素参考摄入量（2013 版）[M], 科学出版社，2016.

3. 杨月欣，葛可佑. 中国营养科学全书 [M]. 人民卫生出版社，2004.

4. 中国疾病预防控制中心营养与健康所. 中国食物成分库. 标准版. 第 6 版 [M]. 北京大学医学出版社，2018、2019.

5. 中国台湾地区食品成分资料库. https: //consumer. fda. gov. tw/Food/TFND. aspx?nodeID=178

6. 日本食物成分资料库. https: //fooddb. mext. go. jp/

7. 美国食物成分资料库. https: //fdc. nal. usda. gov/

8. 悉尼大学食物升糖指数资料库. http: //www. glycemicindex. com/index. php

9. GB28050-2018 食品安全国家标准 预包装食品营养标签通则（征求意见稿）. 本书在评价食物营养素含量时参照了 GB28050-2018 关于 NRV% 的描述，其中维生素 D、锌、碘、硒、铜的 NRV% 都与现行标准 GB7718-2011 有所不同

10. Foster-Powell, Kaye,. et al."International table of glycemic index and glycemic load values: 2002."The American journal of clinical nutrition vol. 76,1（2002）: 5-56. doi: 10. 1093/ajcn/76. 1. 5

11. Atkinson, Fiona S . et al."International tables of glycemic index and glycemic load values: 2008." Diabetes care vol. 31,12（2008）: 2281-3. doi: 10. 2337/dc08-1239